AF312609

CURE DE VICHY

NOUVELLES RECHERCHES EXPÉRIMENTALES

SUR LA COMPOSITION ET L'ACTION

DES EAUX ET DE L'AIR DE VICHY

PAR

LE Dr H. PEYRAUD

MÉDECIN-CONSULTANT A VICHY

Ancien interne des hôpitaux et préparateur du Cours de Physiologie,
Lauréat de la Faculté de Médecine (Prix triennal) et de l'Académie des Sciences
(Médaille d'or), de Bordeaux.
Ancien élève des Hautes-Etudes, Lauréat (Médaille d'argent) de la Faculté de Médecine de Paris
Récompense de 1,000 fr. et Citation honorable de l'Institut de France
(Concours des Prix Monthyon et Dusgate),
Membre des Sociétés de Médecine et de Chirurgie, d'Anatomie et de Physiologie,
des Sciences physiques et naturelles de Bordeaux, de la Société française d'Hygiène,
de l'Association française pour l'avancement des Sciences, de la Société d'Hygiène de Vichy.
Correspondant des Sociétés de Biologie, d'Anatomie et de Thérapeutique de Paris,
des Sciences Médicales de Gannat, de la Société de Médecine de Rouen ;

ET

E. GAUTRELET

CHIMISTE A VICHY

Pharmacien de 1re classe,
Lauréat (Médaille d'or) de l'Ecole supérieure de Paris,
Ex-Interne et Lauréat des Hôpitaux de Paris, ancien Expert près les Tribunaux,
Ancien Membre du Conseil d'Hygiène et ancien Inspecteur des Pharmacies de la Sarthe,
Membre de la Société chimique de Paris, de la Société française d'Hygiène
et de la Société d'Hygiène de Vichy.
Ancien élève des Hautes-Etudes.

PARIS

OCTAVE DOIN

ÉDITEUR

8, PLACE DE L'ODÉON, 8

1886

CURE DE VICHY

NOUVELLES RECHERCHES EXPERIMENTALES

SUR LA COMPOSITION ET L'ACTION

DES EAUX ET DE L'AIR DE VICHY

NOUVELLES RECHERCHES EXPÉRIMENTALES

SUR LA COMPOSITION ET L'ACTION

DES EAUX ET DE L'AIR DE VICHY

PAR

LE Dr H. PEYRAUD

MÉDECIN-CONSULTANT A VICHY

Ancien interne des hôpitaux et préparateur du Cours de Physiologie,
Lauréat de la Faculté de Médecine (Prix triennal) et de l'Académie des Sciences
(Médaille d'or), de Bordeaux.
Ancien élève des Hautes-Etudes, Lauréat (Médaille d'argent) de la Faculté de Médecine de Paris
Récompense de 1,000 fr. et Citation houorable de l'Institut de France
(Concours des Prix Monthyon et Dusgate),
Membre des Sociétés de Médecine et de Chirurgie, d'Anatomie et de Physiologie,
des Sciences physiques et naturelles de Bordeaux, de la Société française d'Hygiène,
de l'Association française pour l'avancement des Sciences, de la Société d'Hygiène de Vichy,
Correspondant des Sociétés de Biologie, d'Anatomie et de Thérapeutique de Paris,
des Sciences Médicales de Gannat, de la Société de Médecine de Rouen.

ET

E. GAUTRELET

CHIMISTE A VICHY

Pharmacien de 1re classe,
Lauréat (Médaille d'or) de l'Ecole supérieure de Paris,
Ex-Interne et Lauréat des Hôpitaux de Paris, ancien Expert près les Tribunaux,
Ancien Membre du Conseil d'Hygiène et ancien Inspecteur des Pharmacies de la Sarthe,
Membre de la Société chimique de Paris, de la Société française d'Hygiène
et de la Société d'Hygiène de Vichy,
Ancien élève des Hautes-Etudes.

PARIS

OCTAVE DOIN

ÉDITEUR

8, PLACE DE L'ODÉON, 8

PRINCIPALES PUBLICATIONS DU DR H. PEYRAUD

1. *De la régénération des tissus cartilagineux et osseux.* — **Paris,** Victor Masson et fils, 1869. — Récompensé par l'Institut de France. (Epuisé.)

2. *Des propriétés biologiques de deux isomères, le camphre du Japon et l'essence d'absinthe ; leur influen ? sur la glycogénie. Loi sur l'isomérie biologique.* — Comptes rendus du *Bordeaux-Médical,* 1872, de la Société médico-chirurgicale et du Congrès de l'Association française pour l'avancement des sciences, même année.

3. *De l'emploi du bromure de potassium pur dans l'épilepsie, l'hypérhémie cérébrale, l'angine couenneuse.* — Revue de Thérapeutique médico-chirurgicale, 1871.

4. *Observation d'un cas de guérison d'une jument pisseuse, par l'emploi du bromure de potassium à l'intérieur.* — Note envoyée à l'Académie de Médecine, 1872.

5. *Des propriétés de l'essence de tanaisie.* — Communication à la Société de Médecine de Bordeaux. (*Bordeaux-Médical,* 1872.)

6. *De l'action caustique, résicante et rubéfiante du chloral, ses applications à la thérapeutique, expériences, résicatoire au chloral.* Comptes rendus de la Société de Médecine et de Chirurgie de Bordeaux, 1876. Discussion, même année.

7. *Recherches sur l'essence de tanaisie ; de la production de la rage artificielle par cette essence : action préventive des accès rabiques par l'injection intra-veineuse de chloral.* — Communication à la Société médico-chirurgicale de Bordeaux, 1872, à la Société de Biologie en 1876. Mémoire publié par la *Tribune médicale,* année 1879, imprimerie Victor Goupy et Jourdan, Paris, même année.

8. *Des propriétés résulsires du chloral, nouvelles expériences.* — Mémoire publié dans le *Bulletin de thérapeutique,* année 1878.

9. *Des propriétés caustiques du bromure de potassium ; de son emploi comme médicament externe.* — Association française pour l'avancement des sciences. (Congrès de Clermont-Ferrand, 1876.)

10. *De l'action du camphre contre le rhumatisme aigu et chronique.* — Compte rendu de la Société de Médecine et de Chirurgie de Bordeaux, 1879. (*Journal de Médecine de Bordeaux.*)

11. *Communication sur l'emploi des cultures intercalaires de plantes toxiques pour la destruction du phylloxera vastatrix. De la culture de l'absinthe et de la tanaisie.* — Note à l'Académie des Sciences. Communication aux groupes girondins de l'Association française pour l'avancement des sciences, au Congrès de l'Association française de Lyon, section d'agronomie, 1873, 1874.

12. *De l'emploi du collodion iodé contre le céphalématome.* — Société de Médecine de Bordeaux, 1879. (*Journal de Médecine de Bordeaux*).

13. *De la détermination de la mort réelle par le caustique de Vienne.* — Société de Médecine de Bordeaux, 1879. (*Journal de Médecine de Bordeaux.*) Mémoire inédit récompensé par l'Institut de France. (Concours quinquennal du prix Dusgates) 1881.

14. *De l'emploi local et des propriétés caustiques du bromure de potassium contre la dyphtérite des plaies et de la gorge.* — Société de Médecine de Bordeaux. (*Journal de Médecine de Bordeaux*, 1879.) Mémoire présenté à la Société de Thérapeutique de Paris, 1879. — Doin, éditeur, 1880.

15. *De l'injecteur œsophagien ou instrument pour enlever les corps étrangers de l'œsophage.* — Comptes rendus de la Société de Biologie. Paris, 1876. Communication à la Société de Médecine de Bordeaux. (*Journal de Médecine de Bordeaux*, 1879.)

16. *Du point ouracique.* — Société de Médecine de Bordeaux. (*Journal de Médecine de Bordeaux*, 1879.)

17. *Méthode pour prendre les observations des malades dans la clientèle civile et les hôpitaux, sans violation du secret médical, 1872.* — Imprimerie Dessiaux et Contant, Libourne, 1872. — Communication à la Société de Médecine et de Chirurgie de Bordeaux, 1875.

18. *De l'injecteur intra utérin ou nouvel hystéromètre.* — Société de Médecine de Bordeaux, 1879.

19. *De l'application de l'assurance-vie à la garantie absolue du capital ou de l'intérêt, ou capitalisation immédiate du travail et de l'intelligence. De l'assurance contre la faillite,* 1879. Paris, Guillaumin et Feret éditeurs, 1880.

20. *Note sur une nouvelle méthode pour l'emploi du chloroforme dans l'anesthésie chirurgicale* (Extrait du *Journal de Médecine de Bordeaux.*) — Imprimerie Gounouilhou, 1883.

21. *Note sur certaines lésions chez l'homme, de l'empoisonnement aigu par l'eau-de-vie ; surélévation de la température dans les viscères, quarante-huit heures après la mort ; recherches chimiques sur la présence de l'alcool dans les sécrétions et les organes ; dosage de l'urée, son extrême diminution,* lue à la Société de Médecine et de Chirurgie de Bordeaux, 1883.

22. *Note pour servir à l'histoire de la décomposition du corps de l'homme, six mois après l'inhumation. Transformation en oléine des liquides épanchés dans l'abdomen et de ceux contenus dans la vessie.* Etude médico-légale communiquée à la Société de Médecine, 1883.

23. *Note pour servir à l'histoire des localisations cérébrales; observation d'une plaie faite au crâne dans la région frontale droite, par un coup de pied de cheval, enfoncement de la voûte crânienne dans une étendue de huit centimètres de long sur sept de large; ablation de nombreuses esquilles provenant de cette lésion enfoncées profondément dans la substance cérébrale; résection d'une portion des méninges et d'une partie de la substance cérébrale contuse et mise en bouillie, guérison sans accident par l'emploi combiné de la glace et du pansement antiseptique continué jusqu'à cicatrisation complète des tissus mous; accidents épileptiques du début.—* Communiqué à la Société de Médecine et de Chirurgie de Bordeaux, le 28 mars 1884, avec présentation du malade. Voir *Journal de Médecine de Bordeaux*, 30 novembre 1884.

24. *Etudes expérimentales sur la composition de l'Air de Vichy.* Communication à la Société d'Hygiène de Vichy du 10 août 1884, en collaboration, pour les analyses chimiques, avec M. Gautrelet, à la Société de Médecine de Bordeaux, année 1885. Mémoire publié en 1885. Imprimerie Gounouilhou.

25. *Cure de Vichy : Dosage de l'hydrogène sulfuré dans les Sources et de l'acide carbonique dans l'Air de Vichy.* Nouvelles recherches communiquées à la Société française d'Hygiène, le 7 février 1886. Voir *Bulletins* par Peyraud et Gautrelet.

26. Note communiquée à la Société de Médecine de Bordeaux, pour servir à *l'étiologie du diabète sucré*, 1885.

POUR PARAITRE PROCHAINEMENT :

Des Syndicats médicaux et de l'assurance médicale, étude de déontologie

Communiquée au Syndicat de l'arrondissement de Libourne, séancé du mois de janvier 1886.

PRINCIPALES PUBLICATIONS DE M. GAUTRELET

1. *Observation sur un cas d'empoisonnement par le chlorure de zinc.* (En collaboration avec M. Ch. Bovet,). — In Répertoire de Pharmacie du 25 février 1876.

2. *De l'action dissolvante du citrate d'ammoniaque sur l'acide salicylique.*— In Rép. Ph. du 10 janvier 1877.

3. *Observation sur la recherche clinique du glucose dans les urines, par la liqueur de Fehling* — In Rép. Ph., décembre 1882.

4. *Glycéroborates et monoborine.* (Communication à l'Académie des sciences, du 24 janvier 1883).

5. *Recherches physico-chimiques sur une eau plombique.* In Rép. Ph., janvier 1883.

6. *Des Services d'Hygiène.* — Mémoire à M. le Préfet de la Sarthe, 1886.

7. *Caisse de prévoyance nationale.* — Etude d'économie politique. La Flèche, Imprimerie Besnier-Jourdain, 1883.

8. *Dosage volumétrique rapide de l'acide urique.* — In Rép. Ph., juin 1883.

9. *Landes et Topinambours.*— Etude de chimie agricole.— *In Indicateur commercial de Sablé,* du 22 juillet 1883.

10. *Stercogona tetrastoma.* (Communication à l'Académie des sciences) janvier 1884.

11. *Caractérisation des matières fécales dans les eaux potables, contaminées par infiltrations de fosses d'aisances.* (Communication à l'Académie de médecine), janvier 1884.

12. *Tableau comparatif des réductions opérées par l'urine sur la liqueur de Fehling.*— In Rép. Ph., mai 1884.

13. *Dosage volumétrique des principaux éléments azotés de l'urine* In Rép. Ph., juin 1886.

14. *Du rôle de la Sarkolactine dans la polyurie.*

15. *Procédé chimique rationel de collage végétal en papeterie.*

16. *Contribution chimique à l'étude physiologique de la glycosurie.* — Vichy, Imprimerie Wallon, 1884.

17. *Etudes expérimentales sur la composition de l'Air de Vichy.* Communication à la Société d'Hygiène de Vichy du 10 août 1884, en collaboration, pour les analyses chimiques, avec le docteur Peyraud, à la Société de Médecine de Bordeaux, année 1885. Mémoire publié en 1885. Imprimerie Gounouilhou.

18. *Cure de Vichy : Dosage de l'hydrogène sulfuré dans les Sources et de l'acide carbonique dans l'Air de Vichy.* Nouvelles recherches communiquées à la Société française d'Hygiène, le 7 février 1886, par Gautrelet et Peyraud. Voir *Bulletins.*

19. *Dosage méthodique différentiel des protéines urinaires.* — In Bulletin de la Société française d'Hygiène, du 20 mai 1886.

20. *Dosage volumétrique médiat de l'Extrait sec des vins.* — Communication à la Société d'Hygiène de Vichy, du 20 mai 1886.

DES EAUX DE VICHY

PREMIÈRE PARTIE

DES EAUX DE VICHY

CHAPITRE PREMIER

CONSIDÉRATIONS GÉOLOGIQUES ET HISTORIQUES
SUR VICHY.

I

Parmi les phénomènes se rattachant à la constitution
du globe terrestre, l'un des moins importants sans doute,
mais certainement l'un des plus intéressants, est la disposition géologique affectée par les deux Limagnes.

Le massif constituant le haut plateau central de France,
est, en effet, divisé par la chaîne septentrionale du Forez
en deux vallées: qui, Limagne d'Auvergne et plaine de
Roanne, offrent au géologue non-seulement les mêmes
granites, les mêmes terrains carbonifères, les mêmes por-
phyres, des arkoses et des basaltes analogues, des terrains
miocènes lacustres identiques; mais encore les mêmes
sources minérales, vestiges ultimes de cette action geysé-
rienne de l'époque tertiaire, à laquelle nous devons les
volcans éteints de l'Auvergne.

Châteldon, Saint-Yorre, Brugheas, Hauterive, Vesse, Cusset, et enfin Vichy d'un côté, en sont l'expression la plus élevée ; tandis que de l'autre, Saint-Alban, Renaison et Sail en représentent les extrêmes diminutifs.

Or, des terrains que nous avons précédemment cités, deux méritent à notre égard une attention particulière, car ils résument l'histoire chimique non-seulement des sources minérales du bassin de Vichy, mais encore des éléments les plus importants de la Cure de Vichy dans son ensemble : ce sont le terrain carbonifère et les marnes lacustres.

A la combustion interne du premier se rattachent, en effet :

Les émanations carboniques dégagées de toutes parts par le sous-sol de la région, émanations carboniques venant, comme nous allons le voir, en modifier d'une façon si heureuse l'atmosphère respirable.

En second lieu, les proportions élevées du même acide carbonique contenu dans toutes ses Eaux minérales, et même dans ses eaux douces.

Enfin la thermalité dont jouissent certaines de ses sources.

Quant aux marnes lacustres, ferrugineuses seulement en certaines parties, pyritifères sur d'autres points, partout chargées d'alcali libre, soude ou potasse (¹), elles expliquent très bien :

Cette proportion d'hydrogène sulfuré, que nous signalerons dans les principales des sources chaudes de la station et qui fait de l'une d'elles surtout, la Grande-Grille, une eau minérale unique au monde par ses propriétés curatives spéciales ;

La quantité relativement importante d'arsenic qu'elles renferment toutes ;

(1) Bouquet : *Histoire chimique des Eaux de Vichy*, page 236. — Analyse de trois échantillons de marnes ou d'argiles extraites des puits : Elisabeth, Dubois et Hauterive.

Le carbonate ferreux contenu en proportions élevées dans plusieurs d'entre elles et qui classe ces eaux ferrugineuses en un type à part ;

Enfin, l'alcali sodique, qui fait la caractéristique générale de toutes ces Eaux, et les groupe, grâce à l'acide carbonique précité, en cette grande classe hydrologique des *bicarbonatées sodiques* dans laquelle elles ont jusqu'ici toutes été comprises.

Au reste, ces phénomènes chimico-géologiques qui, dans l'intimité de la terre président à leur constitution sont des plus simples.

Tout d'abord, l'acide carbonique dégagé par les terrains carbonifères vient charger les eaux ayant leur réservoir constitué par les marnes lacustres.

Cet acide carbonique agit tant sur les solutions alcalines imbibant ces marnes que sur les pyrites dont elles sont le gîte.

Avec ces solutions alcalines, il forme les *bicarbonates alcalins*.

Des pyrites il dégage le *soufre*, l'*arsenic* et le *fer*, que nous retrouvons :

Le premier, sous forme d'*acide sulfhydrique et sulfures* ;

Le second, sous forme d'*arsénite* ;

Le fer enfin, à l'état de *carbonate* ;

Tous principes formant la minéralisation fondamentale de nos Eaux.

II

Donc, d'après la constitution du sol, le Vichy thermal, ou mieux, la région du *Vichy géologique*, s'étend sur les deux rives de l'Allier, à une altitude moyenne de 260 mètres, et avec une surface estimée, d'après le périmètre de protection, à 688 hectares.

Cette région englobe dans son étendue les communes
de Vichy, Cusset, Hauterive, Saint-Yorre, Brugheas et
Vesse, sur le territoire desquelles sourdent un grand
nombre de sources, les unes exploitées, les autres non
livrées à la consommation.

Mais la plus grande et la plus importante partie de ces
sources, les sources chaudes ou qui ont été chaudes, sont
groupées et constituent la première des villes d'Eaux
françaises, la station thermale de Vichy, dont la coquette
petite ville est située au centre de ce très important
bassin hydrominéral, sur la rive droite de l'Allier, au
sein d'une végétation luxuriante.

Les sources, propriété de l'Etat et exploitées par
la Compagnie fermière, sont actuellement au nombre de
neuf, soit : *Grande-Grille, Chomel, Lucas, Puits-Carré,
Parc, Hôpital, Célestins* (n°s 1, 2, 3) *Mesdames* et *Hauterive*, dont une buvette fonctionne dans le Parc de l'Etablissement, auxquelles il faut ajouter : *Lardy, Longues-
Vignes*, et différentes autres sources froides exploitées
par des sociétés ou des particuliers ; la source intermittente de *Vesse*, simplement livrée à la curiosité des
baigneurs.

Un certain nombre d'autres sources restent inexploi-
tées, ou bien autrefois connues ont, soit disparu, soit
fusionné avec les sources précédentes ; exemple : le Puits-
Carré réuni à Chomel, le Puits-Dubois qui est sans
buvette.

III

D'après l'opinion des archéologues, les propriétés
si remarquables de ces Eaux étaient connues depuis la
plus haute antiquité, et Vichy serait l'ancien *Aquæ
Calidæ* des itinéraires romains.

Mais, Vichy partagea, au Moyen-Age, la proscription
encourue par tous les Etablissements thermaux, et
tomba à un tel point de discrédit, de dépérissement,

qu'il prit à cette époque, le nom de : *Vichy*, *Viciacum* (petit bourg), qu'il a conservé.

La première description connue de Vichy, date de 1567 et est signée de Nicolaï ; mais ce travail, si même il peut être qualifié ainsi, est des plus incomplets.

Plus tard, Jean Banc en 1606, Fouet en 1684, de Lassonne, en 1775, Desbrest en 1778, Berthier et Puvis en 1820, Boulanger en 1844, nous donnent des renseignements de plus en plus précis sur l'état des sources à ces diverses époques ; tandis que les analyses de Raulin, Geoffroy, Mossier, Vauquelin, Longchamp et O. Henry nous rendent compte de leur minéralisation.

Mais tous ces travaux ayant été exécutés à une époque où les procédés chimiques ne comportaient point la précision désirable ; les seules analyses générales de ces Eaux que nous puissions retenir, sont celles de Bouquet en 1854, et Wilm en 1882, ainsi que le travail spécial à la source Lucas, fait autrefois par Prunelle, mais malheureusement resté longtemps inédit et publié si magistralement, il y a quelques années seulement, par Z. Pupier. (1)

CHAPITRE DEUXIÈME

ANALYSES ET CLASSIFICATIONS DES EAUX DE VICHY

I

Comme nous venons de le dire, de toutes ces analyses, celles qui ont fait jusqu'ici le plus autorité dans la science, sont assurément celles de Bouquet et Wilm.

(1) Il faut ajouter, depuis 1882, les analyses de Truchot et celles faites au laboratoire de l'Académie de Médecine, qui donnent à peu près les mêmes résultats.

Le tableau ci-après résume les recherches de Bouquet :

DÉNOMINATION DES SOURCES	GRANDE-GRILLE	PUITS-CHOMEL	LUCAS	HOPITAL	CÉLESTINS OU DU ROCHÉR	CÉLESTINS DE LA GROTTE	SOURCE du PARC (BROSSON)	PUITS D'HAUTERIVE	PUITS DE MESDAMES
Acide carbonique libre...	0.908	0.768	0.751	1.067	1.049	1.299	1.555	2.183	1.908
Bicarbonate de soude....	4.883	5.091	5.004	5.029	5.103	4.101	4.857	4.687	4.016
— de potasse.........	0.352	0 371	0.282	0.440	0.315	0.231	0.292	0.189	0.189
— de magnésie	0.303	0.338	0.275	0.200	0.328	0.554	0.213	0.501	0.425
— de strontiane.......	0.003	0.003	0.005	0.005	0.005	0.005	0.005	0.003	0.003
— de chaux..........	0.434	0.427	0.545	0.570	0.462	0.699	0.614	0.432	0.604
— de protoxyde de fer.	0.004	0.004	0.004	0.004	0.004	0.044	0.004	0.017	0.026
— de protoxyde de mangan.	traces	traces	traces	traces	traces	traces	traces	traces	traces
Sulfate de soude..........	0.291	0.291	0.291	0.291	0.291	0.314	0.314	0.291	0.250
Phosphate de soude......	0.130	0.070	0.070	0.046	0.091	traces	0.140	0.046	traces
Arséniate de soude.......	0.002	0.002	0.002	0.002	0.002	0.003	0.002	0.002	0.003
Borate de soude.........	traces	traces	traces	traces	traces	traces	traces	traces	traces
Chlorure de sodium	0.534	0.534	0.518	0.518	0.534	0.550	0.550	0.534	0.355
Silice	0.070	0.070	0.050	0.050	0.060	0.065	0.055	0.071	0.032
Matière organique bitumineuse.	traces	traces	traces	traces	traces	traces	traces	traces	traces
Totaux..........	7.914	7.959	7.797	8.222	8.244	7.865	8.601	8.956	7.811

Auxquels corps il faut ajouter : les iodures signalés par O. Henry ; ainsi que les bromures alcalins ;

Et la lithine. cette dernière dosée dans plusieurs sources par Mallat, en 1882 et depuis par Truchot ;

Le fluor de de Gouvenain ;

Ainsi que la glairine étudiée par Vauquelin ;

Et le soufre indiqué par Prunelle dans la source Lucas ;

Enfin l'Oscillaria thermalis de Baudrimont à l'Hôpital. Tous ces éléments constituent la minéralisation de Vichy, telle qu'elle a été comprise jusqu'à ce jour.

Quant à la nouvelle analyse de Bouquet, pour la source Lardy, la voici :

Acide carbonique	5.499
— sulfurique	0.177
— phosphorique	0.044
— arsénique	0.002
— borique	traces
— chlorydrique	0.334
Silice	0.065
Protoxyde de fer	0.013
— manganèse	traces
Chaux	0.276
Strontiane	0.003
Magnésie	0.076
Potasse	0.273
Soude	2.486
Matière bitumineuse	traces
Totaux	9.248

ainsi que celle de O. Henry, pour la Source des Longues-Vignes.

Acide carbonique		1.320
Bicarbonate	de soude	4.880
	de potasse	0.220
	de chaux	0.238
	de magnésie	0.190
	de lithine	sensible
	de protoxyde de fer	0.023
	de manganèse	trace assez légère.
Sulfate	de soude	0.100
	de chaux	
Chlorure	de sodium	0.300
	de calcium	

```
Azotate............................  indice léger.
Iodure et bromure...................  sensible.
Arséniate ..........................    id.
Phosphate...........................    id.
Matière organique...................⎫
Acide silicique.....................⎬   0.060
Id.  silicate.......................⎭
                     Total............  7.331
```

D'autre part, les recherches générales de Wilm semblent moins porter sur la détermination des éléments constitutifs de ces Eaux, que sur leurs dosages respectifs ; et de ces recherches il paraît résulter ceci : que la minéralisation est presque identique pour toutes les sources.

Wilm résume, en effet, cette minéralisation par :

```
Chômel.......................................  =  6,7242
Lucas .......................................  =  6,7277
Hôpital......................................  =  6,9470
Célestins Nᵒ 1...............................  =  6,5048
     —       2...............................  =  6,3845
     —       3...............................  =  6,4058
Parc.........................................  =  6,8840
Mesdames.....................................  =  5,8198
```

celle de la Grande-Grille étant dans son ensemble de

```
                      ⎧ Soude     ⎫
                      ⎪ Potasse   ⎪
                      ⎪ Lithine   ⎪        gr.
Bicarbonate de        ⎨ Chaux     ⎬   =  5.7754
                      ⎪ Magnésie  ⎪
                      ⎪ Fer       ⎪
                      ⎩ Manganèse ⎭

Sulfate de soude......................  =  0,2795
Chlorure de sodium ...................  =  0,5738
Phosphate disodique...................  =  0,0028
Arséniate sodique.....................  =  0,0008
Silice................................  =  0,0652
```

```
Acide borique................  ⎫
Iode.........................  ⎪
Strontium.. ................  ⎬   = Traces.
Rudibium ....................  ⎪
Matière organique ...........  ⎭
```

Total :   6,6975.

Donc, d'après Wilm, l'écart de minéralisation entre toutes les sources de Vichy serait, sinon nul, du moins extrêmement faible et presque négligeable. (1)

II

Les sources minérales de Vichy sont les unes chaudes, les autres froides ; de là une classification première et primitive de ces Eaux, en :

Thermales	Chômel	= 44°,7C.
	Grande-Grille	= 41,8 »
	Hôpital	= 30,8 »
	Lucas	= 29,2 »
Athermales	Vesse	= 27,8 »
	Lardy	= 23,6 »
	Parc	= 22,5 »
	Mesdames	= 16,8 »
	Hauterive	= 14,6 »
	Célestins	= 14,3 »

correspondant, sauf pour les Célestins, à leur groupement en : (2)

(1) Toutes ces analyses, malheureusement, varient selon l'époque ou on les fait, au moins pour le dosage des substances secondaires. Elles varient même pour l'étude de la température qui est inconstante ainsi que le débit, cela veut dire qu'il nous paraît indispensable de les renouveler très fréquemment. Il suffirait en effet d'un mouvement terrestre pour déterminer dans la direction et la composition de nos sources des changements importants qui pourraient devenir la cause d'accidents sérieux. Il nous paraît donc indispensable, et cette idée nous l'avons émise l'année dernière, de créer à Vichy un Laboratoire de Recherches qui serait constamment au courant de la composition exacte de nos Eaux et de celles de la région et qui pourrait peut-être servir en même temps de Laboratoire municipal et de Médecine thermale expérimentale.

(2) La source des Célestins, beaucoup plus abondante, était thermale en 1775 ; d'après de Lassonne elle marquait à cette époque = 27°5 C.

Dr H. P.

Naturelles	Chômel Grande-Grille Lucas Hôpital Célestins
Artésiennes	Parc Lardy Mesdames Longues-Vignes Hauterive Vesse

Mais ces deux classifications ne nous satisfont pas complètement l'esprit, parce qu'elles n'expriment nullement les différences si sensibles au point de vue clinique constatées pour chacune des sources de Vichy en particulier.

En effet, plus que la distance du chemin parcouru, plus que les terrains traversés, et la disposition des orifices de sortie, *la situation géologique de leurs réservoirs* peut influencer et sur leurs propriétés physiques et sur leur composition chimique, en faisant primer tel ou tel produit secondaire au point de le rendre produit principal dans l'action curative de ces Eaux.

C'est donc autour des produits secondaires, jusqu'ici négligés dans l'étude de la constitution physico-chimique de ces Eaux, produits secondaires naissant immédiatement de cette situation géologique de leurs réservoirs, dont nous venons de parler, que nous essaierons de grouper autant que possible les faits cliniques constatés dans la Cure de Vichy. (1)

III

« Lorsqu'on considère, » dit Durand-Fardel, « le tableau analytique des sources du Bassin de Vichy, on ne parvient pas à saisir entre celles-ci de différences sen-

---

(1) Nous croyons donc, comme notre distingué confrère et ami De Lalaubie, à *l'individualité thérapeutique* des Eaux de Vichy.

Dr H. P.

sibles, hormis pour ce qui concerne la températùre et la qualité ferrugineuse. »

Telle est l'opinion que formulait cet éminent hydrologiste.

Or, ces paroles se rapportaient aux très consciencieuses mais déjà anciennes analyses de Bouquet, et elles leur étaient d'autant mieux appropriées, que non-seulement les écarts de minéralisation que celui-ci y signalait étaient très faibles, mais que même, et ceci paraît encore plus bizarre, le degré d'activité attribué à ces différentes sources semblait être en raison inverse de leur minéralisation.

Les récentes analyses pratiquées par Wilm, n'ont point, nous l'avons déjà constaté, sensiblement modifié cette manière de voir, car elles ont encore davantage rapproché les légères différences du bicarbonate alcalin qui y est contenu. Il semblerait donc, chimiquement parlant, que toutes nos sources se ressemblent.

Et pourtant : « Les sources de Vichy, dit Lucas, présentent dans leur emploi des différences bien plus importantes qu'on ne pourrait le croire d'après l'analyse chimique ; et, bien qu'il soit difficile d'établir *à priori* la raison de ces différences, des observations nombreuses, renouvelées depuis vingt-trois ans, ne me laissent aucun doute à cet égard. »

« Et pourtant, » ajoute Durand-Fardel lui-même, « il existe dans les *Eaux de Vichy* groupées *en bloc* comme *bicarbonatées sodiques*, *quatre types* bien différents quant à l'action thérapeutique ; types dont d'ailleurs l'appropriation clinique, » nous ne dirons pas non, « exagérément systématisée », mais bien faussement systématisée, répond absolument aux données chimiques relevées par nous sur les principales sources du bassin de Vichy.

« Outre les éléments signalés, dit encore le même auteur, il existe certainement dans les « Eaux de Vichy » *quelque chose d'indéfini*, cause réelle de leur différence d'action, de leur diversité d'activité thérapeutique. »

Pour lui, la « *qualité ferru_g ineuse* » d'un de ces types,. *Mesdames*, offre une signification sur laquelle il est inutile d'insister et répond à des indications faciles à définir ; mais la thermalité est insuffisante à donner l'explication du mode d'action de chacun des trois autres types.

Tel est assurément notre avis.

Mais nous dirons, nous, que si la thermalité considérée isolément et en elle-même, autrement dit si l'eau non minéralisée, *chaude* seulement, ne peut être admise d'une façon absolue pour expliquer ces différences d'actions ; la thermalité, considérée dans ses qualités de *dissociation*, relativement à l'*eau minéralisée*, joue un rôle des plus importants dans cette action thérapeutique, et ceci de deux manières bien distinctes, que nous allons expliquer dans le chapitre suivant.

CHAPITRE TROISIÈME

DU ROLE CHIMIQUE ET PHYSIOLOGIQUE DE LA THERMALITÉ.
DE L'ACTION BIOLOGIQUE DES EAUX BICARBONATÉES SODIQUES.

I

D'une part, en effet, la thermalité, détruisant la fixité des éléments minéralisateurs, rend leur absorption plus immédiate, ainsi que leur combinaison plus rapide et plus facile avec les éléments de nos tissus vivants.

Ce qui revient à dire que les eaux chaudes seront indiquées chaque fois que l'on voudra produire une action immédiate sur le tube digestif ou ses annexes, chaque fois que l'on voudra agir rapidement sur les organes les plus rapprochés du tube digestif ; et que les eaux froides, dont la fixité en minéralisation est plus grande, dont la dissociation des éléments est moins rapide, auront, elles, leurs indications, alors seulement que l'on voudra agir plus lentement dans l'intimité des tissus, sur les vices de nutrition par exemple, sur les secrétions elles-mêmes, sueur, urine, bile, etc., etc.

Mais, ce mode général d'action de la dissociation est lui-même secondaire et absolument subordonné, quant à la classification clinique des différentes sources de Vichy, aux phénomènes particuliers à l'acide carbonique que nous constatons directement aux mêmes sources d'autre part ;

Prenons, par exemple, les trois types principaux de ces sources, et comparons leur titre en acide carbonique avec leur température.

Voici ce que nous obtenons :

Pour ces eaux puisées aux robinets d'embouteillage, nous trouvons :

Grande-Grille : $T = 41°,8$; CO^2 libre $= 0^{gr},908$
Hôpital   : $T = 30°,8$; CO^2 libre $= 1,067$
Célestins   : $T = 14°,3$; CO^2 libre $= 1,750$
par litre.

Or, ces proportions en acide carbonique sont absolument théoriques, car si nous répétons le dosage de CO^2 sur l'eau consommée à la buvette, nous le voyons s'abaisser :

Pour la Grande-Grille à $0^{gr},201$ par litre,
Pour l'Hôpital à $0,347$ »
tandis qu'au contraire le chiffre en reste presque stationnaire aux Célestins $= 1^{gr},345$ par litre.

Autrement dit, pendant la dernière poussée d'ascension des deux sources chaudes : Grande-Grille et Hôpital, période d'ascension correspondant à leur apparition à l'air atmosphérique, c'est-à-dire à la perte complète de la pression qu'elles supportaient primitivement, ou bien encore pendant le temps employé à remplir les verres des buveurs, les deux sources chaudes ont perdu presque *tout l'acide carbonique* qu'elles tenaient en dissolution ; tandis que nous constatons, d'autre part, la conservation *presque entière* de l'acide carbonique dissous par l'eau froide des Célestins.

Ce phénomène de dissociation spéciale aux sources chaudes, pouvons-nous l'attribuer à une autre cause qu'à la thermalité ?

Non : aussi sommes-nous donc bien fondés à dire que parmi les trois types principaux, Grande-Grille, Hôpital, Célestins, un seul, les Eaux froides, Célestins, arrive à l'estomac et même dans l'intimité des tissus des consommateurs avec ses éléments complets, avec la presque totalité de ses éléments carboniques.

Il est bien entendu que nous parlons ici des Eaux froides de Vichy consommées sur place ; l'embouteillage, avons-nous vu précédemment, rapprochant toutes les sources les unes des autres au point de vue de leur conservation en acide carbonique libre.

Mais, quant aux Eaux de Vichy consommées à la buvette, c'est cette fixité des éléments gazeux de la source des Célestins qui fait de ce type chimique et des sources froides du bassin de Vichy s'y rapportant, un type thérapeutique bien distinct.

II

En effet, cette fixité du type « Célestins » pour CO_2 libre, communique à cette source deux propriétés essentiellement importantes : l'une, plus spécialement due à son action chimique directe et immédiate sur les phosphates, dissolution des calculs phosphatiques ; l'autre, indirecte et médiate, relevant des propriétés excitantes locales de l'acide carbonique, exagération de l'activité fonctionnelle générale (activité respiratoire, activité circulatoire, activité nutritive, activité des sécrétions, et partant modifications de celles-ci) ; qualité précieuse dont tous les vices de nutrition profitent directement, le diabète aussi bien que la goutte et la gravelle, en un mot toutes les maladies par ralentissement de la circulation, ralentissement de la nutrition.

C'est qu'en général, selon l'expression même de Gautier, « la vie physiologique de beaucoup de nos cellules étant à plusieurs égards l'analogue de la vie des cellules bactériennes et la cinquième partie de nos cellules vivant à l'état normal à la façon des ferments anaérobies, les alcaloïdes dits cadavériques sont les produits constants et nécessaires de la vie normale des tissus chez les animaux (1) » et le ralentissement de la circulation provoque une tendance à l'exagération des fermentations : que ces fermentations soient localisées à l'appareil digestif, aux organes de la vie nutritive, les produits pathologiques formés se traduisent tous par l'acidité ; que cette acidité *pathologique* soit due à l'acide lactique, à l'acide urique ou à tout autre, peu importe.

Que ces fermentations aient au contraire pour siége le système musculaire (ou les organes de la vie fonctionnelle), les produits pathologiques, d'origine organique formés, ne sont que des alcalis organiques, des alcaloïdes animaux, des ptomaïnes vivantes, des leucomaïnes en un mot : produits exagérés de la vie physiologique des tissus animaux.

Or, la connaissance de cette acidité est le résultat d'une observation déjà ancienne. Nos vieux médecins de Vichy la connaissaient tellement, que l'on avait imaginé la médecine des petits papiers. On se proposait alors de rendre alcaline l'excrétion urinaire des malades en traitement à Vichy, et chaque jour, avec du papier de tournesol, on s'assurait de l'état des urines ; ne s'arrêtant dans l'administration des doses d'Eaux de Vichy que lorsque le tournesol rougi retournait ou semblait retourner au bleu, c'est-à-dire lorsqu'on croyait avoir obtenu l'alcalinité.

Cette pratique était certainement une exagération qui a conduit à donner de trop fortes doses d'Eaux de

(1) A. Gautier. — Les alcaloïdes dérivés des matières protéiques, in Journal d'Anatomie et Physiologie de Ch. Robin, septembre 1881, page 360.

Vichy ; mais elle avait cependant un côté de vérité, comme nous le verrons. Cette théorie ancienne était basée seulement sur les faits cliniques, et donna aux Eaux de Vichy leur réputation de neutralisation des acides pathologiques de l'organisme.

De nos jours, en effet, on a démontré que le ralentissement de la circulation donne naissance à des milieux acides, dans lesquels le développement des ferments est en raison directe de cette acidité.

Ce phénomène est facile à expliquer, si nous nous souvenons tout simplement des conditions dans lesquelles le sucre de canne ou le glucose, se dédouble en acides lactique ou acétique : aussi comprenons-nous alors la proposition inverse, à savoir : que l'acidité pathologique augmente proportionnellement aux fermentations organiques.

Quoi qu'il en soit du rapport des ferments à l'acidité, primitive dans l'un, secondaire dans l'autre cas, l'acidité pathologique étant elle-même une cause immédiate de ralentissement circulatoire, il s'en suit qu'il y a là un cercle vicieux dont on ne peut sortir qu'en évitant, d'une part, ces fermentations et l'acidité pathologique, et, d'autre part, le ralentissement circulatoire qui les produit.

Or, c'est précisément contre ce cercle vicieux qu'est dirigée l'action des Eaux bicarbonatées sodiques en général. (1)

Quels sont en effet leurs éléments curatifs principaux ?

Ces éléments types peuvent être classés de la manière suivante :

L'acide carbonique libre ;

L'acide carbonique dissociable des bicarbonates ;

---

(1) L'acidité pathologique rencontre, en effet, pour se neutraliser, les bicarbonates alcalins de nos Eaux et forme, en dégageant de l'acide carbonique, des sels solubles. Quant à l'alcalinité pathologique ou des leucomaines elle profite très probablement de l'acide carbonique ainsi formé ou primitif pour transformer par suroxydation, ces leucomaines en produits excrémentitiels inférieurs, c'est-à-dire en urée. De telle façon que, quels que soient nos produits pathologiques, qu'ils soient alcalins ou acides, les Eaux bicarbonatées sodiques contiendraient tout ce qu'il faut pour les faire disparaître.

Le carbonate alcalin :

Trois éléments d'action de ces Eaux sur l'organisme.

L'acide carbonique libre, dissocié dans l'estomac sous l'influence de la température plus ou moins élevée qu'il y rencontre, ou de la thermalité des sources qui le fournissent, agit immédiatement sur les organes digestifs, et entre en nature dans le torrent circulatoire : or, à cette action correspond une première série d'effets excitants locaux et généraux d'une certaine puissance.

Puis vient agir secondairement l'acide carbonique dissociable des bicarbonates, résultat de leur contact avec les acides de la digestion, acide carbonique plus lentement formé, plus lentement absorbé, et partant, agissant plus longuement sur le tube digestif et ses annexes, et augmentant encore la puissance d'action de l'acide carbonique libre.

Enfin arrive l'action du carbonate sodique et du bicarbonate non altéré, restant final de ces actions physico-chimiques ayant l'estomac pour siége.

Ici on peut dire tout simplement: que les Eaux bicarbonatées sodiques introduites dans l'économie, y rencontrent les acides acétique, lactique ou urique (physiologiques lorsqu'ils sont en proportions normales, pathologiques dès qu'ils ont été exagérés), et qu'elles subissent de ce chef une décomposition ayant pour résultats, tant un nouveau dégagement d'acide carbonique que la formation de sels alcalins ; sels non seulement très solubles et pouvant ainsi facilement s'éliminer, mais venant encore et fluidifier et alcaliniser le sérum sanguin, conséquemment concourir à l'augmentation de l'activité circulatoire, tout en augmentant l'hématose, partant comburer finalement les produits azotés incomplètement oxydés.

Le premier phénomène de l'action des Eaux bicarbonatées acidules carboniques est donc un phénomène d'excitation fonctionnelle, résultat de son action sur les nerfs de la vie végétative ; phénomène auquel succède, toujours par l'action plus spéciale de l'acide carbonique, un fait de réaction sédative du système nerveux de la vie de relation.

C'est là l'effet immédiat de l'action des Eaux, celui qui se traduit par cette rénovation vitale que ressentent, même dans les premiers jours du traitement, tous les malades sans exception. Et ces faits d'excitation subsistent tant que la sensibilité des tissus n'est pas émoussée : et ce, plus ou moins longtemps, selon les sujets.

Mais s'arrêtent-ils, il se manifeste alors des phénomènes de lassitude que la clinique constate à la fin de la cure chez la plupart des buveurs d'Eaux, quelquefois même plus tôt chez quelques personnes exceptionnellement prédisposées. On a appelé cette situation : période de saturation ; soit que l'excitation ait duré le temps normal de la saison balnéaire, soit que par imprudence, mauvaise administration des Eaux, ou contre-indication de leur opportunité, ou même encore par impuissance spéciale du sujet à les supporter, il faille prématurément en suspendre ou cesser l'emploi.

Au reste, il n'est pas besoin de faire remarquer qu'il serait imprudent de continuer indéfiniment dans l'organisme une surexcitation fonctionnelle pouvant amener non-seulement la diminution des éléments sanguins, mais chose plus grave, à notre avis, l'élimination exagérée des phosphates dissous par l'acide carbonique. On arriverait alors, croyons nous, à une altération de la nutrition qui serait très probablement une des principales causes de cette *anémie alcaline* dont on a tant parlé. Le remède serait ainsi pire que le mal ; personne ne pouvant douter que l'excitation fonctionnelle de l'organisme trop longtemps prolongée ne soit un des moyens les plus puissants pour produire l'altération et déterminer l'anémie.

C'est l'étude des Eaux de Vichy à ce point de vue qui a fait classer par Trousseau les Eaux bicarbonatées parmi les médicaments altérants. Tandis qu'étant employées à doses rationnellement modérées elles doivent être placées parmi les excitants et les toniques.

En tous cas, les recherches de Pupier et de Lalaubie, ont donné à l'action reconstituante des Eaux bicarbonatées, la sanction de la physiologie expérimentale ; et à l'heure actuelle, en présence de cette sanction et des faits cliniques, il ne fait plus doute pour personne que loin de produire l'anémie, les Eaux de Vichy en sont un des agents curatifs par excellence.

Donc, employée à petites doses et même à doses modérées, telle est la condition réelle et finale de l'action de l'Eau de Vichy ; cette action, même à haute dose, ne pouvant jamais être suffisante pour alcaliniser les sécrétions excrémentitielles, l'urine par exemple (un cas sur cent seulement). La médecine des petits papiers n'avait donc pas sa raison d'être.

Au contraire, employée en excès, aux accidents d'ordre pathologique dont nous venons de parler, se joint un accident chimique des plus importants (1) (précipitation des phosphates dans les tubes hyalins), pouvant entraîner pour la dialyse rénale les plus fâcheux effets. Nous parlerons plus loin des accidents congestifs dus à la pré-sence en excès de l'acide carbonique dans l'économie.

Jusqu'ici nous avons semblé ne considérer dans l'action de l'Eau de Vichy sur l'organisme par rapport à la diminution de l'acidité pathologique et à la diminution des fermentations organiques, que le seul rôle du bicarbonate alcalin venant chimiquement contrebalancer cette acidité en la supprimant, en la neutralisant, et celui de l'acide carbonique venant seulement par son action excitante générale et locale, tant sur la circulation que la respiration ou les fonctions de nutrition, activer les échanges nutritifs et respiratoires. Et, pourtant, il est une propriété de l'acide carbonique que nous ne pouvons d'autant moins passer en ce moment sous silence, qu'elle nous semble apporter, elle aussi, son contingent dans la diminution des fermentations physiologiques ou pathologiques de l'organisme : nous voulons parler des propriétés antiseptiques de l'acide carbonique.

Cette propriété, nous l'étudierons dans notre deuxième partie, à propos de « l'Air de Vichy », à propos de cet acide carbonique contenu dans l'atmosphère respirable de notre belle station thermale. Nous n'envisagerons donc pour

(1) Ce fait nous l'avons observé sur les sujets dont l'urine était rendue neutre ou très faiblement acide par des doses exagérées. Nous avons constaté aussi dans ces urines la présence de fortes proportions de globuline.   E. G.

le moment que l'action en général, sur l'organisme du
CO' des Eaux de Vichy et des sources du type Célestins en particulier, et nous dirons que si l'action immédiate
des eaux, celle qui a trait à la médecine des petits papiers
est tout à la fois d'ordre chimique et physiologique, la seconde, cette action à longue portée qui correspond à ce
bien-être que l'on est convenu de prédire comme devant
arriver quelques mois ou quelques semaines après la saison thermale, est du domaine de la physiologie pure et
résulte très probablement de cette habitude fonctionnelle
que l'organisme prend à Vichy et qui se continue ailleurs;
peut-être même encore est-elle sous la dépendance de
l'abolition ou de la diminution des fermentations pathologiques, sous l'influence de l'antiseptie carbonique.

Telle est, en somme, cette théorie de l'action des Eaux
bicarbonatées sodiques, dont nous avons vu tous les faits
cliniques corroborer la véracité, et qui, en tous cas, offre
les avantages de la simplicité et de la clarté nécessaires à
l'appropriation clinique de nos Eaux thermales.

Ainsi, les solutions dont le calorique élevé a diminué la
fixité constituent, par les Eaux qui les représentent, un
moyen immédiat d'action sur le tube digestif et tout ce
qui s'en rapproche ; la thermalité, en rendant pour l'organisme les principes minéraux assimilables plus rapidement et plus complètement, à la façon dont les amende-
ments rendent plus assimilables pour les plantes les
minéraux contenus, sous une forme peu dissociable,
dans les terrains sur lesquels on les cultive.

Et ces solutions dont la thermalité a présidé à la
dissociation, à la désagrégation des éléments, entrent en
combinaison facile avec nos humeurs et nos tissus. L'indication de la thermalité a donc une précision absolue.

Pour les Eaux de Vichy, par exemple, veut-on agir
rapidement, veut-on, par la présence immédiate de l'acide
carbonique et l'alcalinisation ou la neutralisation de ses
sucs produire une action sur le tube digestif ou ses
annexes ? Veut-on modérer les fermentations digestives
ou exciter l'intestin dans ses mouvements et sa circulation ? Veut-on exciter la circulation du système porte

et amener une suractivité fonctionnelle du foie, soit pour y détruire la matière glycogénique en excès, soit pour y produire une excitation fonctionnelle substitutive, l'on emploiera les eaux chaudes.

Lorsqu'au contraire l'on voudra agir lentement et plus constamment sur les phénomènes intimes de la nutrition, en aviver les échanges, accélérer la circulation capillaire, accélérer la respiration, augmenter l'hématose, produire une excitation périphérique salutaire, déterminer une abondante neutralisation des humeurs secrétoires et excrémentitielles, il faudra recourir aux eaux froides.

Et le type de cette dernière catégorie est l'Eau des Célestins dont nous parlions tout à l'heure, type d'une grande puissance, puisque non-seulement il contient une proportion de CO_2 libre bien supérieure à celle des sources chaudes, qu'il conserve cet acide carbonique presque intégralement à son émergence ; mais parce qu'il possède, en outre, des principes minéralisateurs plus élevés que les autres sources.

Aussi son emploi est-il un moyen de faire pénétrer dans l'organisme, et de porter dans la plus profonde intimité des tissus une proportion considérable de CO_2, provenant soit de l'acide libre de la source, soit de celui que les acides de l'organisme dégageront sur l'énorme quantité de bicarbonate alcalin qu'elle tient en dissolution.

Et c'est précisément cet excès fixe différentiel de CO_2 qui rend cette source diurétique, par le fait même de la congestion locale que son emploi fait subir au rein où s'achève seulement pour elle la dissociation depuis longtemps parachevée dans les sources à température élevée.

Or, ce phénomène n'est pas le résultat d'une action chimique simple. Il est beaucoup plus éloigné dans ses causes et relève d'actions : 1° d'ordre mécanique, congestion locale de l'organe secréteur produit par l'excitation, résultat du contact direct de l'acide carbonique ; 2° d'ordre physiologique, augmentation de la dialyse dans les organes sécréteurs proprement dits ; 3° enfin d'ordre chimique secondaire, diminution de l'acidité du liquide sécrété.

Or, cet excès d'acide carbonique, si précieux dans de nombreux cas, devient un danger dans quelques autres, et détermine, lorsqu'on ne sait pas faire un usage modéré et circonspect de cette Eau, ces accidents fâcheux, hématuries rénales, congestions cérébrales ; apoplexies pulmonaires, auxquels nous ont habitué certains buveurs voulant eux-mêmes diriger leur traitement.

Nous parlons seulement ici, bien entendu, de l'Eau des Célestins tout aussi bien que de celle des autres sources froides de Vichy consommées sur place ; quant aux Eaux des Célestins transportées, la question envisagée au point de vue de la conservation du gaz carbonique (1,335) ne laisse aucun aléa pour leur action à distance ; la fixité de leurs éléments, due à cette très faible tendance à la dissociation que la non thermalité leur assure, est un garant réel de leur intégralité curative complète après l'embouteillage : aussi l'exportation en est-elle des plus actives, et devons-nous la considérer comme le type des « *Eaux bicarbonatées carboniques.* »

III

Comme nous l'avons déjà fait remarquer, les sources chaudes les plus utilisées, sont la Grande-Grille et l'Hôpital, qui, bien que presque privées l'une et l'autre d'acide carbonique libre (Grande-Grille = 0,201, Hôpital = 0,347), n'en constituent pas moins deux types bien distincts.

En effet, la source Hôpital tire, de cette propriété relativement négative, les avantages les plus sérieux : avantages ressortissant surtout de l'action dissolvante du bicarbonate alcalin (indemne de gaz carbonique) sur l'acide urique de l'économie, conséquence de sa transformation en urates absolument solubles.

En effet, l'acide urique, corps très peu soluble à froid dans l'eau pure, est précipité de ses solutions aqueuses et même de ses solutions salines par les acides les plus faibles (l'acide carbonique entre autres, lorsqu'il est en excès).

Aussi nous ne nous expliquons donc nullement l'emploi encore presque exclusif de la source des Célestins dans la gravelle urique, la goutte, deux affections dans lesquelles l'organisme. outre le besoin d'être excité, éprouve aussi la nécessité de se débarrasser, aussi rapidement que possible, de l'acide urique qu'il a emmagasiné sous des formes diverses.

Il est vrai que, nous l'avons vu, la source des Célestins est diurétique lorsqu'on en boit une certaine proportion, c'est-à-dire lorsque la quantité consommée étant plus que suffisante pour saturer les acides des milieux des tissus qu'elle a baignés, elle arrive intacte jusqu'au rein et y produit cette congestion locale, cette suractivité circulatoire, cause occasionnelle physiologique d : la diurèse cliniquement constatée.

Mais s'ensuit-il de là que l'acide urique mécaniquement entraîné avec l eau dyalisée par le rein soit en rapport bénéficiaire avec les troubles produits dans ce même rein par cette excitation exagérée de sa circulation ? Nous ne le croyons pas ; et nous nous demandons alors quel avantage le praticien peut trouver dans un lavage aux Célestins seuls, lavage qui pourrait même devenir dangereux.

Il vaudrait bien mieux, soit s'adresser directement et complètement à la source Hôpital, dont les propriétés dissolvantes de l'acide urique sont si remarquables, soit associer secondairement Célestins et Hôpital, et constituer ainsi un liquide à minéralisation carbonique inférieure n'offrant plus aucun des inconvénients des Célestins consommés isolément. On en grouperait ainsi les effets curatifs : dissolution chimique d'une part ; diurèse d'autre part ;

Et on réserverait ainsi les Célestins seuls pour la gravelle phosphatique, dont la solubilité ne reconnaît parmi les éléments curatifs de Vichy d'autre agent que l'acide carbonique, acide carbonique se présentant précisément, nous le répétons, dans les Célestins en des conditions de fixité nécessaires à ce cas.

Evidemment, il existe dans le fait précité un errement inconscient consacré par la routine et en opposition formelle même avec les données cliniques les mieux établies.

Aussi, sommes-nous conduits à dire que toutes les affections où, sous une forme quelconque, il y a rétention de l'acide urique dans l'économie, relèvent plus spécialement de la source Hôpital, employée soit seule, soit concurremment, mais primitivement avec les Célestins ; et, parmi ces affections, nous citerons la gravelle urique, la goutte, le rhumatisme simple ou goutteux, etc., etc.

Il en sera de même, pour des raisons que nous verrons plus loin, de certaines formes de coliques hépatiques, de certaines affections du foie, autrefois exclusivement adressées à la Grande-Grille, et qui doivent, croyons-nous, être concurremment traitées par l'Hôpital. Il en sera de même encore de certaines dyspepsies, de toutes les affections du système digestif, dans lesquels les troubles fonctionnels de l'estomac ou de l'intestin sont dus à une acidité exagérée du suc gastrique ou bien à une combustion incomplète des peptones alimentaires ou de leurs dérivés dans le système hépatique.

C'est qu'en effet, les Eaux de Vichy, en général, et les sources « *bicarbonatées sodiques simples* », type Hôpital, en particulier, jouissant, comme nous l'avons déjà dit, de la propriété d'alcaliniser le sérum sanguin, augmentent de ce chef l'hématose, et concourent à la combustion respiratoire dont profitent tout d'abord les dérivés peptoniques incomplètement assimilés dans le système hépatique par le fait d'une diminution d'activité fonctionnelle de cet organe.

Telle est encore la raison pour laquelle la source Hôpital réussit à merveille dans le traitement du *diabète hépatique* et dans · le *diabète anassimilatif* : manifestations pathologiques où cette différence d'activité dans le fonctionnement hépatique supérieure pour le premier, inférieure pour le second, se traduit néanmoins cliniquement d'une façon identique, la reproduction du glucose urinaire.

Pour être complets, nous signalerons enfin l'action toute mécanique, mais cependant très marquée, de ces *Eaux bicarbonatées simples*, type Hôpital, sur le catarrhe vésical, action résultant seulement de la capacité dissolvante du sel alcalin sur le mucus de la vessie.

CHAPITRE QUATRIÈME

DE LA PRÉSENCE DE L'HYDROGÈNE SULFURÉ DANS LES EAUX DE VICHY.
SON ROLE THÉRAPEUTIQUE DANS L'ACTION DE CES EAUX.

I

Il n'est personne à Vichy qui n'ait remarqué qu'à certains jours, certaines heures, la plupart des sources minérales exhalent une odeur très sensible d'œufs couvés.

Cette donnée constante pour quelques-unes : Lucas, Chomel, le Parc et Vesse (à chaque jaillissement) est intermittente pour les autres, chez lesquelles elle se manifeste surtout lors des dépressions barométriques.

Quoique sachant parfaitement que toutes les Eaux minérales non sulfurées, puisées au griffon, y dégagent cette odeur sulfhydrique qu'elles perdent en s'élevant à leur robinet de débit, nous fûmes précisément frappés de cette différence existant entre les sources de Vichy.

Aussi nous demandâmes-nous si, à côté du bicarbonate sodique, base fondamentale de l'action thérapeutique de toutes ces Eaux, et de l'acide carbonique qui agit si puissamment chez quelques-unes d'entre elles, certaines sources ne contiendraient pas une proportion d'acide sulfhydrique suffisante pour jouer un rôle secondaire, mais réel, dans la médication thermale de Vichy.

Toutes les analyses publiées jusqu'à ce jour étant muettes à cet égard, (puisqu'elles ne signalent guère cet acide qu'accidentellement, sauf pour la source Lucas, grâce aux observations de Prunelle), nous résolûmes de chercher nous-mêmes et directement la solution de cette question.

Voici les résultats auxquels nous sommes arrivés :

DOSAGE DE L'ACIDE SULFHYDRIQUE

DANS LES PRINCIPALES

SOURCES DU BASSIN DE VICHY

PAR H. PEYRAUD ET E. GAUTHELET

SOURCES DE VICHY	HS en dix-millièmes
Mesdames	traces
Lardy	traces
Longues-Vignes	2.
Célestins n° 2	2.5
Célestins n° 1	3.
Célestins n° 3	4.8
Hôpital	5.
Parc	7.2
Lucas	8.5
Chomel	15.
Grande-Grille	17.5
Vesse	22.8

Ces chiffres sont ceux fournis par l'examen de l'eau puisée à la buvette, c'est-à-dire des chiffres pratiques, au moins pour la consommation sur place de ces Eaux.

Il ne rentre pas dans le plan de notre travail d'approfondir à quelles causes est due telle proportion d'acide sulfhydrique constatée dans telle ou telle source.

Nous dirons toutefois que l'excès d'hydrogène sulfuré, dosé principalement dans les sources à température élevée, ainsi que la présence partielle de cet élément à l'état salin, nous porte à ne pas reconnaître ici la cause ordinaire à laquelle est due la faible quantité de gaz sulfhydrique contenu dans toutes les Eaux minérales, c'est-à-dire la décomposition partielle des sulfates entrant dans leur composition sous l'influence des couches organiques traversées par ces Eaux. Non, ici l'origine de cet hydrogène sulfuré est plus reculée et sinon primitive, du moins très rapprochée de la période première de minéralisation de ces Eaux.

Nous attribuons, avons-nous dit, cet acide sulfhydrique, libre ou combiné, à l'action du gaz carbonique et des bicarbonates alcalins primitifs de ces Eaux sur les pyrites accompagnant les marnes lacustres et les argiles du terrain miocène dans lequel, pour toutes ces sources, les convulsions géologiques de l'époque tertiaire ont constitué des réservoirs identiques. Et cette hypothèse est d'autant moins gratuite qu'elle est démontrée par les deux faits suivants :

Celles de ces Eaux dont le réservoir a pour base des argiles ferrugineuses, c'est-à-dire contenant de l'oxyde de fer seulement et non point des pyrites, sont très faiblement sulfhydriques (traces) et encore parce que le fer de ces argiles provenant lui-même de la décomposition antérieure de pyrites a retenu de faibles proportions de soufre combiné.

Toutes ces Eaux sont arsénicales parce que le soufre des pyrites étant constamment accompagné d'arsenic (mispickel, sulfo-arséniure de fer), ces pyrites ou les oxydes de fer en provenant sont toutes arsénicales.

Quant aux causes pour lesquelles les sources à intermittence sulfhydrique laissent dégager ce gaz plus spécialement lors des dépressions barométriques, en cas de pluie, d'orage ou d'ouragan par exemple, elles résident tout simplement en ce fait : que, dans ces Eaux, les bases étant inférieures en proportion au total des acidès, dont les principaux sont précisément les acides gazeux : *carbonique* et *sulfhydrique ;* sous l'influence de la pression considérable supportée par leurs éléments dans leur centre de constitution, il s'établit une sorte d'équilibre chimique dans la saturation des bases par ces acides gazeux ; état d'équilibre tout en faveur de l'acide sulfhydrique et qui favorise sa dissolution complète, et cela tant par suite du rapport extrêmement bas dans lequel il se trouve pour ces bases relativement à l'acide carbonique qui l'accompagne, que par suite de la solubilité absolue des sels (au contraire de CO^2) qu'il forme avec la plupart des bases comprises dans ces Eaux.

De telle sorte que la « *dissociation normale,* » fruit de la thermalité, pour les acides gazeux de ces Eaux, se traduit sur l'hydrogène sulfuré beaucoup plus lentement que sur l'acide carbonique, c'est-à-dire seulement pour le premier lorsque la pression atmosphérique est inférieure à la normale.

Quoi qu'il en soit de notre explication à cet égard, un fait important découle de nos recherches, c'est la présence de l'acide sulfhydrique en assez notables proportions, surtout dans certaines sources de Vichy ; inégalité dont le graphique ci-contre rend les différences encore plus saisissantes :

Et dont en résumé découle l'expression suivante :

Le type *Grande - Grille* des Eaux de Vichy doit son activité thérapeutique non-seulement à ses bicarbonates alcalins et à la thermalité dissociant ses éléments, mais encore à une notable proportion d'acide sulfhydrique libre ou combiné qu'il tient en dissolution.

Cette adjonction d'hydrogène sulfuré aux bicarbonates alcalins fait du type Grande-Grille et des Sources s'y rapportant, un élément thérapeutique spécial parmi toutes les Eaux bicarbonatées jusqu'ici employées dans la thérapeutique. Et l'on comprend pourquoi, cliniquement, aucune Source n'a pu jusqu'à ce jour remplacer l'eau de la *Grande-Grille*, « *bicarbonatée sodique sulfureuse* » aucune Source ne pouvant chimiquement rivaliser avec elle.

Graphique du Dosage de l'Acide Sulfhydrique dans les Eaux de Vichy
par M. M. H. Peyraud et E. Gautrelet – 1885 –

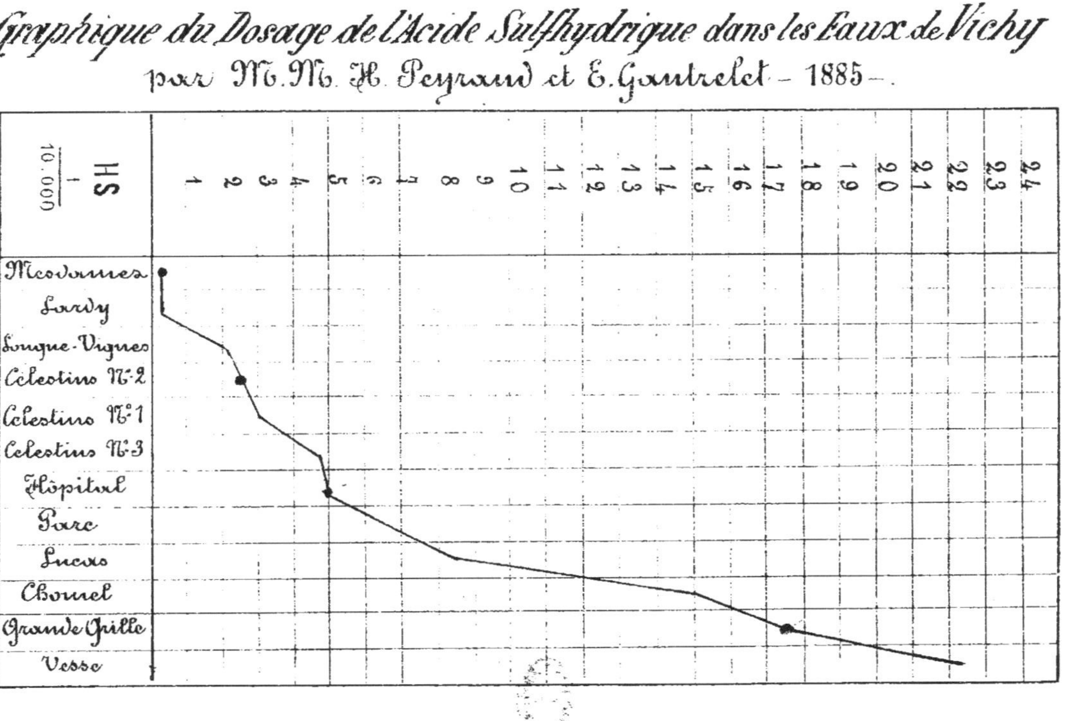

Nous avons dit que cet acide sulfhydrique du type Grande-Grille était libre ou combiné dans ces Eaux et que le fait de l'énorme pression préventivement supportée par elles suffisait pour établir entre les gaz carbonique et sulfhydrique un équilibre de combinaison chimique avec les alcalis en présence et tout à l'avantage de l'acide sulfhydrique.

C'est bien en effet ce que nous constatons ; car ce sont les eaux chaudes qui contiennent le plus de gaz sulfhydrique libre et les eaux froides qui retiennent le plus longtemps les sulfures.

Resterait à comparer cet hydrogène sulfuré avec celui des eaux sulfureuses en général et plus particulièrement avec celui des eaux sulfureuses chaudes, primitives, dont il doit le plus se rapprocher : nous nous réservons pour l'avenir cette étude comparative.

Pour l'instant, abordant le chapitre de l'explication des faits cliniques de la Grande-Grille, nous nous demanderons quelle doit être, dans les brillants et nombreux résultats fournis par la *Cure de Vichy* en général et notamment par celle de la Grande-Grille, la part qui revient à cet élément qui existait certainement de tout temps dans ces eaux, mais que l'analyse jusqu'ici n'y avait point encore révélé ?

En un mot, quelle est l'action de l'acide sulfhydrique dans cette classe spéciale des Eaux de Vichy : les bicarbonatées sodiques sulfureuses, type Grande-Grille ?

II

Evidemment, sans entrer plus avant dans l'explication des choses, nous pourrions dire : c'est l'action thérapeutique mitigée de cette grande classe d'Eaux sulfureuses dont les effets puissants ont été étudiés à fond cliniquement, sur l'arthritisme, l'uricémie, l'herpétisme, dans les affections des muqueuses, les affections catarrhales, etc. Sans parler, pour compter avec les données plus modernes de la science médicale et de l'hygiène, de l'*action parasiticide* de l'acide sulfhydrique, action qu'il ne faut pas dédaigner.

Tout ceci associé à l'action déjà si connue des Eaux bicarbonatées simples ou carboniques.

Mais voyons si, en entrant dans le fonds des réactions chimiques, nous ne trouverons pas à cet acide sulfhydrique dosé à $\frac{17.5}{10.000}$ dans l'Eau de la Grande-Grille, un rôle direct dans les principaux résultats cliniques qu'on y constate, rôle dont l'importance aurait été jusqu'ici méconnue ?

Il est acquis actuellement à la science que toutes les matières colorantes excrémentitielles de l'organisme humain, dérivent d'un produit chimique unique : *l'hémoglobine*, et ce par une série de réductions successives.

Or, l'hémoglobine étant elle-même secondaire par rapport à son état physiologique hématosant, l'oxyhémoglobine,

Il en résulte donc la série suivante :

    . Oxyhémoglobine ... + H =
    = Hémoglobine ...... + H =
    = Hématine .... + H =
    = Bilirubine .... + H =
    = Urobiline .... + H =
    = Uroérythrine.......

série dans laquelle nous voyons cette matière colorante sanguine passer par dégradations successives aux matières colorantes biliaires, aux principes colorants urinaire et fécal, pour aboutir finalement au pigment des sédiments uriques.

Et comme nous savons : d'une part, que l'acide urique peut être considéré comme de l'urée incomplètement oxydée ; d'autre part, que le système hépatique siège de ces dégradations successives de l'hémoglobine, jouit de propriétés réductrices nettement définies ; il en résulte que les faits cliniques constatés à la Grande-Grille trouvent, dans la présence de *IIS* en ces Eaux, une explication chimique des plus simples, tout aussi bien que beaucoup de faits contraires constatés à l'Hôpital, certaines différences d'action entre ces deux sources tenant à notre avis à la différence de proportions pour l'acide sulfhydrique contenu dans chacune d'elles, Hôpital $= \frac{5}{10.000}$ Grande-Grille $= \frac{17.5}{10.000}$.

L'*hydrogène sulfuré* est donc presque négligeable pour la première, tandis que dans la *seconde*, il agit par son pouvoir général essentiellement *réducteur*.

En effet, toutes les fois qu'il y a état torpide du foie (sans coliques hépatiques ou état congestif) c'est-à-dire toutes les fois que le fonctionnement du foie est insuffisant, et que, partant, la réduction qu'il est chargé d'opérer sur les éléments sanguins s'arrête aux termes pathologiques : *bilirubine, biliverdine*, etc., au lieu d'arriver à son terme physiologique : *urobiline ;* dans tous ces cas, l'action spéciale de la Grande-Grille sur le foie, (due à la poussée réductrice auxiliaire reçue de l'élément sulfhydrique) s'effectue avec la plus grande facilité. La bilirubine réduite donne alors l'urobiline, en même temps que la cholestérine, terme pathologique concomitant de la réduction des peptones alimentaires, fournit les dérivés excrémentitiels physiologiques : urée, acide urique, etc.

L'usage de la Grande-Grille au lieu et place de l'Hôpital en ces conditions morbides a donc pour résultats complémentaires, tout en activant la circulation hépatique, d'augmenter les propriétés réductrices du foie, et conséquemment de rétablir au plus vite l'équilibre fonctionnel de cet organe.

Un autre ordre d'idées semble présider au développement ou à la réapparition de coliques, chez les calculeux biliaires, sous l'influence de la Grande-Grille.

Cette action paraît ici due au sulfure alcalin et à son pouvoir réducteur général sur la matière colorante des calculs et sur la cholestérine.

Il est certain toutefois que l'action réductrice du soufre a pour effet de corroder, très légèrement il est vrai (ainsi qu'on peut le constater sur les calculs rendus par

les malades à la suite de l'emploi de la Grande-Grille)
la surface de ces calculs, dont alors les légères aspérités ou
même le simple état de rugosité irritant la vésicule biliaire,
y déterminerait des contractions reflèxes suffisantes pour
produire l'engagement et le cheminement des dits calculs dans le canal cholédoque, partant leur expulsion ;
expulsion douloureuse, d'où apparition ou retour des
coliques sous l'influence de l'action de cette Eau.

L'exagération de l'acide urique chez tous les malades
soumis au régime de la Grande-Grille, si bien observé
par plusieurs médecins de notre station, et l'augmentation parallèle de l'urobiline et de l'uroérythrine recon-
naissent encore pour causes occasionnelles l'action réductrice auxiliaire de l'hydrogène sulfuré, tant sur les dérivés
secondaires des peptones alimentaires arrivant à la
glande vasculaire sanguine du foie par la veine porte,
que sur les éléments sanguins apportés à la glande en
grappe par l'artère hépatique.

Mais cette exagération de l'acide urique n'étant point
seulement une manifestation urinaire, mais bien une
manifestation générale, autrement dit l'acide urique
croissant en même temps et dans l'économie et dans
l'élimination urinaire ; nous nous demandons si rationnellement l'emploi exclusif de la Grande-Grille dans l'arthritisme, l'herpétisme, la goutte, etc., en un mot dans
toutes les affections uricémiques, ne doit pas être rejeté et
remplacé, soit par l'usage de la source Hôpital seule,
soit par la combinaison des deux Sources, dont l'une
serait réductrice et l'autre diurétique.

En ces conditions, le foie aurait donc son fonctionnement organique assuré par l'excitation spéciale du soufre
de la Grande-Grille, tandis que l'excès d'acide urique
formé serait, au fur et à mesure de cette production, dis-
sout et entraîné par le bicarbonate sodique simple de
l'Hôpital ou de la source diurétique.

Et, d'ailleurs, une autre considération vient corroborer
cette manière de voir : la Grande-Grille, éminemment
réductrice, est moins que diurétique, car les urines des

buveurs y gagnent en éléments solides et en acidité, en
même temps que leur volume diminue d'une façon très
notable. (1)

En effet, le soufre de HS prend d'une part aux éléments
sanguins l'oxygène destiné aux dérivés peptoniques pour
se transformer lui-même en acide sulfurique et former
des sulfates. Pendant ce temps, et après avoir concouru
par la réduction secondaire qu'il a fait subir à ces dérivés peptoniques au moyen de son hydrogène, devenu
libre, à la non-assimilation de ceux-ci, il laisse les
éléments sanguins incomplètement réduits, ainsi que ces
dérivés peptoniques, s'éliminer en pure perte. Et c'est
cette réduction secondaire qui fournit entre autres corps
l'acide acétique, l'acide lactique et même du glucose :

Double condition, acidité exagérée, eau réduite, pour
amener une diminution relative dans l'élimination urique.

Quant à l'action de la Grande-Grille dans le *Diabéte
organique*, elle semble se résumer à ces dernières
observations : suractivité fonctionnelle du système hépatique par HS, en même temps que secondairement
surhématose par NaO, $2 Co^2$, et augmentation de l'activité circulatoire par CO^2 ; le glucose produit en ce cas
de régression musculaire, étant alors facilement comburé
soit dans le foie, soit dans la circulation générale.

III

Enfin, il est une autre propriété des Eaux de Vichy,
basée sur l'expérimentation biologique et sur laquelle
nous croyons devoir attirer plus spécialement l'attention.

Tous ceux qui ont fréquenté les laboratoires de physiologie connaissent les faits suivants :

Lorsqu'on veut obtenir le suc gastrique sur un chien à
fistule stomacale, on peut s'y prendre de trois façons diffé-

(1) Notre ami De Lalaubie a depuis longtemps observé cliniquement le même fait et nous lui savons gré de nous avoir fait part de
ses observations, qui viennent donner aux nôtres tout l'appui de son
expérience.

rentes, correspondant à trois méthodes expérimentales : l'une mécanique, l'autre psychologique, l'autre chimique.

La première consiste à titiller mécaniquement, par une tige de verre passée dans le conduit fistulaire, la surface de la muqueuse stomacale ; cette méthode donne généralement des résultats très-faibles.

La seconde consiste à mettre sous le nez du chien en expérience, et enveloppée dans un linge, une certaine dose d'un aliment très odorant, de fromage d'Italie, par exemple. L'envie de manger et l'excitation réflexe qui en découle amène dans l'estomac une abondante sécrétion de suc gastrique. L'eau vient alors à l'estomac de l'animal comme elle vient à la bouche de l'homme lui-même, sous l'influence d'une odeur appétissante.

Il existe enfin une troisième méthode, d'ordre purement chimique, qui consiste à placer une pincée de bicarbonate de soude sur la muqueuse stomacale. Le résultat expérimental est encore l'écoulement abondant de suc gastrique.

Mais, chose curieuse, nous voyons au contraire un excès du même sel alcalin, produire un effet inverse et arrêter l'écoulement en question.

Et ces deux phénomènes, qui au point de vue physiologique semblent tout d'abord opposés, concordent admirablement cependant au point de vue chimique.

Que se passe-t-il en effet dans le premier cas ?

Une faible quantité de bicarbonate alcalin placée sur la muqueuse stomacale agit sur les nerfs de la vie végétative de cette partie, à la façon qu'agit tout corps étranger : excitation fonctionnelle, sécrétion d'une petite proportion du suc gastrique, tel est l'effet produit de prime abord. Puis, cette portion de suc gastrique acide sécrétée, réagissant chimiquement sur le bicarbonate alcalin, en dégage une certaine proportion de CO^2, et amène à ce moment le phénomène physiologique subséquent de l'excitation réflexe sur les mêmes nerfs de la vie végétative, c'est-à-dire les mêmes phénomènes amplifiés : sécrétion d'une proportion plus considérable de suc gastrique mais toujours sécrétion gastrique normale, et acide en ces conditions.

Avec de fortes doses de bicarbonate des phénomènes physiologiques semblables se reproduisent tout d'abord; mais ces phénomènes s'annihilent immédiatement par la formation d'un suc gastrique alcalin, résultat de la sursaturation chimique produite par l'excès de sel alcalin en présence.

Quelles conséquences pratiques peut-on déduire de ces faits au sujet de l'action des Eaux de Vichy, dans certaines formes de dyspepsies; par exemple, dans les dyspepsies chez les atones?

C'est que les Eaux de Vichy, en ces cas spéciaux, doivent être administrées à doses réfractées, à doses infinitésimales et immédiatement avant les repas.

C'est le seul moyen de faire profiter l'homme de l'excitation stomacale résultant de l'emploi du bicarbonate alcalin à petites doses.

Au reste, cette indication physiologique des Eaux bicarbonatées, a déjà reçu l'épreuve de l'expérience clinique. Et depuis 17 ans, dans notre clientèle, nous avons employé en général dans tous les cas de dyspepsies chez les anémiques et les chlorotiques, et avec le plus grand succès, l'Eau de Vichy à doses très-faibles, à petites doses, *une cuillerée à bouche, ou un verre à liqueur*, administrée dix minutes avant le repas.

Cette méthode d'ailleurs, nous la tenons, devons-nous dire, de notre savant et vénéré maître, le professeur Longet.

Mais, nous l'avons légèrement modifiée et complétée en donnant en plus et dans les mêmes cas, l'Eau de Vichy aux mêmes doses, de dix en dix minutes après les repas, jusqu'à parfaite assurance de la digestion, tandis que notre maître donnait, en une seule fois, un demi verre d'Eau de Vichy.

En ce sens, nous avons eu en vue également l'action chimique du sel alcalin sur les aliments eux-mêmes penl'acte de la digestion : et cet emploi est peut-être corollaire d'un fait clinique du même ordre, de l'emploi là Vichy de l'Eau de la source Lardy, à doses modérées après le repas du soir.

CHAPITRE CINQUIÈME

CONCLUSIONS DE LA PREMIÈRE PARTIE : CLASSIFICATION CHIMIQUE ET PHYSIOLOGIQUE DES EAUX DE VICHY.

Les considérations chimiques précédemment exposées et basées sur des faits nouveaux, mais positifs, énoncés par nous pour la première fois, unies à l'étude déjà ancienne des nombreux faits cliniques rapportés par tous, constitueront alors les bases certaines d'une appropriation rationnelle des Eaux de Vichy, qu'il est facile de déduire.

Appropriation rationnelle à laquelle le corps médical prêtera, croyons-nous, une attention d'autant plus soutenue que : pas plus pour la consommation à domicile que pour la consommation près de la source, ces considérations ne laissent de place à la substitution quelconque de l'un à l'autre de ces types, qu'elles réprouvent la confusion dans laquelle on est actuellement porté à les réunir, sous le fallacieux prétexte que la conservation des Eaux froides est supérieure à celle des Eaux chaudes.

Qu'y a-t-il en effet de surprenant, d'après ces données, qu'après plusieurs mois d'embouteillage, la Grande-Grille exhale encore une légère odeur d'œufs couvés ? Rien absolument, et ce fait est même pour nous une preuve indéniable de son activité thérapeutique spéciale.

Reste donc tout simplement pour le praticien à formuler dans son emploi un correctif, sirop, ou plutôt lait,
servant à masquer cette odeur caractéristique.

Quant à l'Hôpital transportée, a-t-on quelque chose à
craindre de la perte d'un peu de gaz carbonique ? Nullement. Moins cette eau sera chargée de ce gaz, mieux elle
agira dans l'emploi qui doit lui être destiné.

C'est donc en nous basant sur cet ordre d'idées que
nous essaierons de constituer le tableau suivant qui clô-
turera notre exposé sur les Eaux de Vichy, en résumant
les principaux termes de leur spécialisation chimique et
thérapeutique, termes que semblent nous indiquer nos
recherches et la plupart des faits cliniques.

Loin de nous la prétention de penser que ce tableau
ne subira jamais que des vérifications, soit par l'étude
clinique ultérieure des faits, soit par l'expérimentation
biologique elle-même : il se pourrait bien que cette dernière vint modifier sensiblement certaines des indications
thérapeutiques que nous posons aujourd'hui : Tant
mieux pour le progrès ! Et nous sentons tellement nous
même la nécessité de cette expérimentation et l'insuffi-
sance de nos travaux, que nous demandons de toutes nos
forces à tous ceux qui s'intéressent au succès de notre
station : à la Compagnie Fermière, à l'Etat, à la Munici-
palité, au corps médical de Vichy, les moyens de réaliser
cette expérimentation par la création d'un Laboratoire de
Recherches, plus utile à la médecine thermale qu'à toute
autre, puisque celle-ci a pour but la Cure des maladies les
plus difficiles à connaître et les plus difficiles à guérir : les
maladies chroniques et diathésiques. Il est temps que la
médecine thermale suive dans cette voie de l'expérimentation biologique, son aînée la médecine générale. Ces
laboratoires de médecine thermale seraient constitués et
dirigés par trois sortes de savants : des médecins, des
chimistes, des ingénieurs. Nul doute que de nombreux
élèves ne viendraient chaque année, de toutes parts, étudier sur place et sous la direction de ces maîtres, la
science hydrologique et la médecine thermale.

CLASSIFICATION CHIMICO – PHYSIOLOGIQUE DES EAUX DE VICHY

Station	Classe	Thermalité	Genre	Type	SOURCES	INDICATIONS Thérapeutiques générales	INDICATIONS THÉRAPEUTIQUES SPÉC'ALES.
EAUX MINÉRALES DE VICHY	BI-CARBONATÉES SODIQUES	CHAUDES	SIMPLES	HOPITAL	Hôpital.	Alcalinisation du sérum sanguin ; Action hématosante générale des alcalins : augmentation numérique des globules rouges sanguins.	Actions immédiates dues à la thermalité. Neutralisation de l'acidité pathologique. Dissolution chimique de l'acide urique ; sa transformation en urates alcalins solubles. Dissolution des calculs uriques. Dissolution du mucus vésical. Indiquée dans les contre-indications de l'action trop excitante de l'acide carbonique des Célestins. Indiquée dans les contre-indications de l'action trop réductrice de l'acide sulfhydrique de la Grande-Grille.
			SULFUREUSES	GRANDE-GRILLE	Grande-Grille Chomel. Lucas. Parc.	Modification des sécrétions ; Leur fluidification. Comburation directe des peptones alimentaires. Action excitante sur le bulbe.	Active les phénomènes de nutrition. — Action altérante. Actions immédiates dues à la thermalité. Action excitante spéciale sur le système hépato splénique. Action réductrice sur les éléments sanguins ; formation d'acide urique. Action réductrice sur les matières colorantes biliaires. Réduction dans le volume des urines ; augmentation de leur acidité. Action antiseptique de l'acide sulfhydrique.
		FROIDES	CARBONIQUES	CÉLESTINS	Célestins 1 — 3 Hauterive. Longues-Vignes	Suractivité fonctionnelle des organes de la vie végétative ; Action sur les vices de nutrition, par excitation chimique de la sécrétion gastrique. Action antiseptique et sédative de l'acide carbonique.	Actions congestives générales. — Diurèse. — Dissolution des phosphates et de calculs phosphatiques. Suractivité fonctionnelle plus grande des organes de la vie végétative : respiration, circulation, dialyse rénale. Action directe sur les phénomènes intimes de la nutrition. Contre-indiquée dans la tendance congestive d'où qu'elle vienne.
			Ferrugineuses	MESDAMES	Mesdames Lardy Célestins de la grotte. (2)		Action tonique et reconstituante des ferrugineux et de l'arsenic. Action diminuée des bicarbonatées froides : Célestins. Indiquée dans les cas où les Célestins du Rocher sont contre-indiquées.

DE L'AIR DE VICHY

DEUXIÈME PARTIE

DE L'AIR DE VICHY

CHAPITRE PREMIER

CONSIDÉRATIONS GÉNÉRALES SUR LA COMPOSITION DE
L'AIR ATMOSPHÉRIQUE.

DE L'ACTION BIOLOGIQUE DES CLIMATS.

DU ROLE DE L'ACIDE CARBONIQUE DANS L'AIR.

I

Mais la Cure à Vichy n'est pas seulement cons-
tituée par l'administration des Eaux : un des principaux
facteurs de cette cure avait été, jusqu'à ce jour, absolument négligé dans la thérapeutique hydrominérale ; nous
voulons parler de l'atmosphère des stations thermales en
général, et plus particulièrement de l'Air de Vichy.

L'importance de cet élément est, en effet, tellement
considérable, son action est tellement indéniable, qu'il
nous suffira, pour la faire comprendre, de rappeler les
belles expériences de Paul Bert sur l'action des milieux
chez les animaux.

Prenons, par exemple, un poisson constitué pour vivre une partie de l'année dans l'eau de mer, une partie de l'année dans l'eau douce : faisons-le passer brusquement de la mer à l'eau douce, l'animal meurt comme s'il était empoisonné. Prenons ce même poisson étant dans l'eau douce depuis longtemps et mettons-le subitement dans l'eau salée : il périt également.

Pour qu'il puisse vivre dans l'un et l'autre milieu successivement, il faut qu'il passe lentement de l'un à l'autre.

Que conclure de ce fait ? Que les milieux dans lesquels vivent les animaux ont sur leur économie une action si puissante, que dans certaines circonstances cette action va même jusqu'à la *toxicité*.

Pour l'homme n'en est-il pas absolument de même ? Personne n'ignore que la race nègre devient très facilement phtisique sous nos climats. Et ce fait clinique vient absolument corroborer les conclusions expérimentales de Paul Bert, découlant de l'action des milieux sur les animaux. (1)

Et d'ailleurs, le traitement des maladies par l'action des climats et des milieux selon l'altitude ou la latitude n'est pas un fait nouveau ; la thérapeutique use depuis de longues années assez largement des stations hivernales pour qu'il nous soit utile d'insister.

Mais ce qu'il y a de nouveau dans notre étude, c'est la démonstration dans l'air de telle ou telle station d'un élément thérapeutique en telles ou telles proportions, et cela par l'analyse de cet air ; autrement dit, c'est l'étude scientifique de l'action des climats.

(1) En 1872, le docteur H. Peyrand fit une série d'expériences dont les résultats sont restés inédits, qui donnent aussi une idée de l'action des milieux sur le développement de certaines maladies. Il prit la même nichée de lapins, en fit deux parts, l'une fut nourrie dans un parc au grand air et au soleil, l'autre fut placée dans une cave obscure et humide. Les premiers acquirent une constitution robuste, un développement complet; les seconds devinrent tous rachitiques, et chose curieuse, leur chair sembla beaucoup plus délicate. Au reste, il serait inutile d'insister sur ce point, les faits abondent, ils sont même la base d'une grande partie des mesures prises par l'hygiène publique.

Et pour Vichy, notre idée est d'autant plus neuve que pour cette station thermale, comme d'ailleurs pour toutes les stations hydro-minérales, l'air respirable, l'atmosphère de ces stations, n'étaient jamais entrés en ligne de compte dans les effets thérapeutiques recherchés jusqu'à ce jour.

II

Tout le monde connait, approximativement au moins, la composition moyenne de l'air atmosphérique :

Oxygène	23,00000
Azote	77,00000
Acide carbonique	0,000256
Vapeur d'eau	
Ozone	
Acide nitreux	
Acide nitrique	traces
Ammoniaque	
Poussières organiques	
— minérales	

Or, un siècle s'est écoulé depuis que l'un des fondateurs de la chimie moderne, Lavoisier, faisant justice de la théorie du *phlogistique*, démontra que toutes les combustions se passant à la surface du globe terrestre avaient pour cause primitive l'oxygène atmosphérique.

La combustion respiratoire, autrement dit la respiration, chez l'homme et chez les animaux, n'échappait point à cette règle.

Mais dans le mélange, en ne considérant que les éléments principaux, le rôle fondamental étant dores et déjà dévolu à l'oxygène, quelle action assigna-t-on aux autres corps ?

L'azote, gaz inerte par excellence, ainsi que son nom l'indique d'ailleurs, fut constamment et à bon droit, considéré comme agent modérateur, simple frein dans l'action comburante de l'oxygène, dont il établissait une dilution en rapport avec la fragilité des organes respiratoires.

Quant à l'acide carbonique, la faible proportion qu'il offrait à l'analyse, le fit d'abord négliger ; et pris pour produit excrétoire, produit d'élimination, son action resta méconnue jusqu'à nos jours.

Cependant, de toutes récentes observations cliniques d'une part, expérimentales d'autre part, lui assignent dans le concert respiratoire une place des plus importantes (1).

Propriétés excitantes sur le poumon, sédatives sur l'ensemble de l'organisme, antiseptiques sur les microbes infectieux, tel est le bilan de ce corps dans le mélange qui constitue notre atmosphère en général, bilan des plus avantagés quant à l'Air de Vichy en particulier.

Exposer ces résultats au point de vue de l'hygiène générale et locale, au point de vue des ressources que la thérapeutique thermale peut en tirer, tel est le but que nous nous proposons dans la seconde partie de ce travail.

CHAPITRE DEUXIÈME

DOSAGE DE L'ACIDE CARBONIQUE DANS L'AIR DE VICHY.

Tout d'abord nous commencerons par donner le résultat de nos dosages en CO^2 sur l'air de Vichy, en un tableau résumant nos recherches complètes pour la ville et les hauteurs avoisinantes :

(1) H. Peyraud. Air de Vichy. *Bulletin de la Société d'Hygiène de Vichy*, 10 août 1884. Voir mémoire dans le Bulletin 1885.

Frédéricq. *Bulletin Académie des Sciences*. Voir Index bibliographique.

DOSAGE DE L'ACIDE CARBONIQUE
DANS L'AIR DE VICHY

Par MM. H. Peyraud et E. Gautrelet

Saisons thermales 1884 et 1885

Nᵒˢ	POSITIONS DES PRISES	CO_2 en $\frac{1}{10.000}$
1	Place de la Marine, chalet Lugagne, cour, 1884	13.96
2	— axe de la rue Sévigné.....	13.35
3	Pont de Vichy, milieu...................	13.95
4	Place de l'Hôpital, côté gauche sous fontaine.	15.75
5	Place St-Blaise, centre..................	8.81
6	Parc des Célestins, bas, entre sources.......	10.61
7	Boulevard National, angle du boulevard de l'Hôtel de Ville................. ...	12.51
8	Etablissement thermal, galerie balnéaire, centre	13.32
9	— à côté de la Grande-Grille......	15.79
10	Place de la Gare, centre.................	3.23
11	Boulevard des Célestins, en face la source Larbaud	14.67
12	— angle de l'avenue...........	6.67
13	Parc Lardy, près la source...............	7.51
14	Parc de l'Établissement, près la source du Parc	7.24
15	Boulevard National, angle de la rue Lucas....	9.38
16	Place de la Marine, chalet Lugagne, 2ᵉ étage	4.07
17	Place du Marché, centre...	4.23
18	Avenue des Célestins, haut...............	8.61
19	Chalet Lugagne, cour, 1885	12.97
20	Route de Nimes, déviation, croisée gauche...	4.61
21	Place de la Marine, chalet Lugagne, 2ᵉ étage.	3.99
22	— —	4.03
23	— —	4.04
24	— —	4.08
25	Place du Château d'Eau.................	6.42
26	Route de Nimes, coin du boulevard Victoria..	3.67
27	Place de la Croix-de-la-Mission..	5.18
28	Boulevard Victoria, angle de la rue de l'Etablis.	7.80
29	— coin de la rue Rambert..	6.93
30	Boulevard du bord de l'Eau, derrière les serres	4.64
31	— derrière l'abri.......	8.21

Dosage de l'acide carbonique dans l'air de Vichy (suite).

N°	POSITIONS DES PRISES	CO_2 en $\frac{1}{10\,000}$
32	Parc de l'Etablissement, près le kiosque de la Musique	5.72
33	Rue Lucas, en face la source Lucas	10.13
34	Rue de Nimes, aux Quatre-Chemins	6.22
35	Rue de Paris, en face la rue Cornil	4.09
36	Rue de Ballore, près l'Etablis. hydrothérapique	4.01
37	Boulevard de Ceinture, coin de la rue de l'Etablissement	4.07
38	Rue des Rozières, au milieu	4.18
39	Avenue des Célestins, coin de la place de la Gare	3.90
40	Avenue de la Gare, derrière l'Eglise St-Louis.	4.72
41	Place de l'Etablissement, centre	11.02
42	Avenue de la Gare, coin rue Neuve	4.09
43	Boulevard du bord de l'Eau, près l'abreuvoir..	9.37
44	Parc de Vesse, près la source, avant jaillissem[t]	5.46
45	— pendant le jaillissement	20.75
46	— 1|2 heure après le jaillis.	8.11
47	— avant le jaillissement...	6.21
48	— pendant le jaillissement.	26.89
49	— 1|2 heure après jailliss.	7.82
50	Vesse, village, entrée	3.13
51	Côte St-Amand, route 1° bifurcation	2.91
52	— — 2° —	2.57
53	— — 3° —	2.64
54	Route de Gannat, mi-côte	2.76
55	Route de Randan, mi-côte	3.03
56	Rue Lucas, entre l'usine et les bains de 2° cl.	11.81

Des chiffres énoncés à ce tableau, nous concluerons tout d'abord que la moyenne des dosages de l'*acide carbonique pour l'air de Vichy* s'élève de 8 à 9 *dix-millièmes*.

Chiffres qui nous étonneront d'autant moins que si nous rapprochons le débit des différentes sources du Bassin de Vichy de leur contenance en acide carbonique, nous trouvons que, par 24 heures, le volume de gaz carbonique libre émergeant du sol est d'environ 1 million 500.000 litres pour l'enceinte de Vichy.

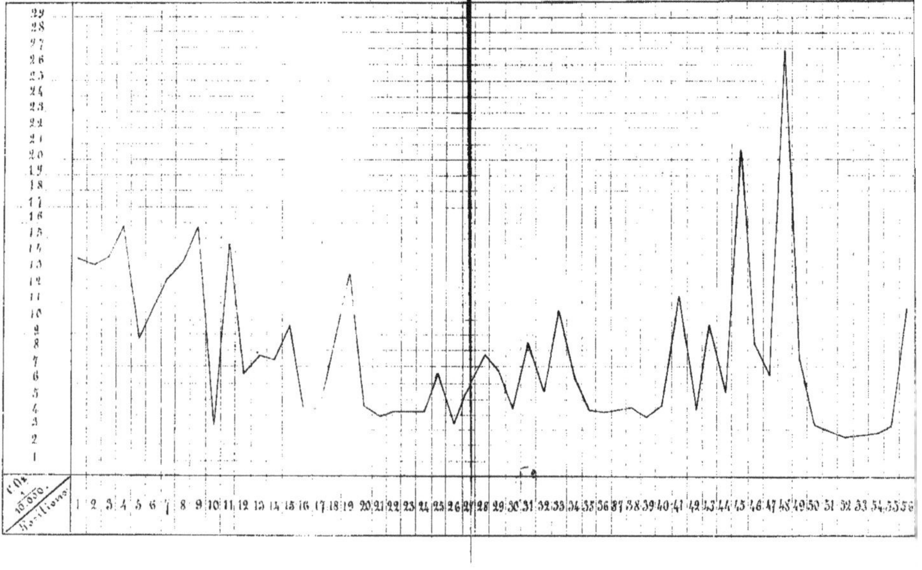

Graphique du dosage de l'Acide Carbonique dans l'Air de Vichy
par Mrs H. Peyrand et E. Gautrelet
Saisons thermales 1884 et 1885.

Vichy 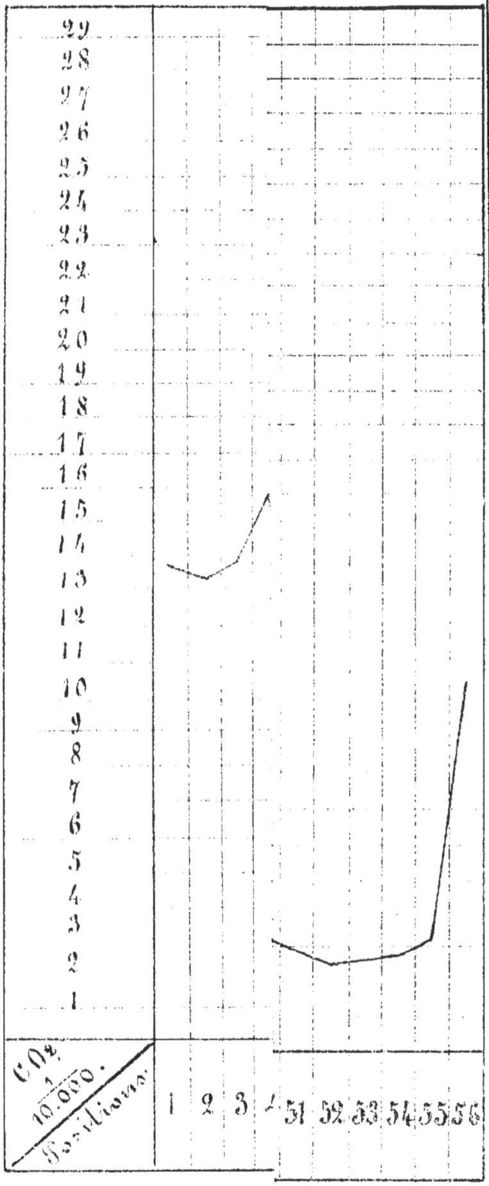
29
28
27
26
25
24
23
22
21
20
19
18
17
16
15
14
13
12
11
10
9
8
7
6
5
4
3
2
1
CO2.
1/10.000.
équivalens.
1   2   3   4   51 52 53 54 55 56

Cette proportion nous surprend d'autant moins que les points de ce dégagement sont multiples.

DÉSIGNATION des groupes	DÉSIGNATION DES SOURCES	CO^2	DÉBIT EN 24 heures
		gr.	mètres cubes
GROUPE DU PUITS-CARRÉ	Puits-Carré..	4.418	212.000
	Puits-Chomel..........	4.429	
	Grande-Grille..........	4.418	96.200
	Lucas.................	5.348	150.000
	Parc..................	5.071	44.480
HOPITAL	Hôpital...............	4 719	58.400
GROUPE DES CÉLESTINS	Célestins..............	4.705	14.500
	Lardy.................	5.499	8.500
	Vesse.................	4.831	24.000
CUSSET	Mesdames	5.029	14.400
HAUTERIVE	Hauterive.............	5.660	44.000

D'un côté, en effet, se montrent, groupées dans Vichy, les sources chaudes avec leur propriété de dissociation.

Plusieurs sources froides non captées, de véritables fissures dans le fond de l'Allier et sur plusieurs points du sol ; enfin cette grande fissure qu'on appelle faille des Célestins.

On comprend facilement pourquoi le cubage de la ville sur une surface de 6 mètres de hauteur est en rapport avec la répartition à laquelle semblent conclure nos analyses. Quant aux rapports de la densité de CO^2 et de l'air atmosphérique normal, ce cubage, disons-nous, donne précisément la même moyenne de huit dix-millièmes résultant des dosages chimiques exprimés au tableau précédent, tableau dont le graphique ci-contre présente à l'œil, d'une façon plus sensible encore, les variations intéressantes.

CHAPITRE TROISIÉME

DE L'ACTION ANTISEPTIQUE DE L'ACIDE CARBONIQUE
DANS L'AIR DE VICHY.
DE LEUR ACTION TONIQUE ET RECONSTITUANTE.
DE L'ANÉMIE ALCALINE.

I

Parmi les composés chimiques organiques, tous les dérivés de la série aromatique, et, parmi les sels minéraux, tous ceux appartenant aux métaux à atomicité élevée, ainsi que les acides en général, jouissent de propriétés antiseptiques marquées.

Au milieu de ces derniers, l'un des plus anciennement employés en thérapeutique, est l'*acide carbonique*, dont il y a plus de trente ans, on entourait, sans connaître l'intimité de son action, les membres amputés sous enveloppe de caoutchouc, pour favoriser, disait-on, leur cicatrisation et enlever l'odeur putride.

Ces propriétés antiseptiques de l'acide carbonique, relatives bien entendu et connues cliniquement depuis longtemps, ont été démontrées d'une façon très heureuse par des expériences aussi simples que frappantes.

Les premières de ces expériences ont été faites par Macbride, Sigaud de Lafond, Girod-Chantrans, et elles ont consisté à mettre de la viande à demi putréfiée dans une atmosphère d'air fixe, engendré par voie d'effervescence ou dans l'air d'une brasserie, ou encore dans une certaine quantité de bière.

Nous aussi, nous avons fait des expériences analogues, les voici du reste : nous prenons deux soucoupes remplies de fraises, et nous les plaçons isolément sous une cloche ;

L'une de ces cloches contient de l'air ordinaire, renouvelé de temps en temps.

Sous l'autre cloche, nous faisons passer de l'acide carbonique au moyen d'une injection d'eau de Seltz artificielle, simple solution (sous pression) d'acide carbonique dans l'eau.

Si nous attendons, au bout d'un certain temps, douze jours, par exemple, nous constatons le résultat suivant :

Les fraises de la première cloche (*air ambiant*) sont absolument méconnaissables, il n'en reste que des traces desséchées ou en putrilage ; tandis que les fraises de la seconde cloche (*acide carbonique*) ont conservé leur forme, leur volume, leur couleur, leur odeur, en un mot, leur fraîcheur primitive, et sauf quelques rares moisissures qui se sont élevées à la surface, par ci, par là, on dirait qu'elles viennent d'être cueillies (1).

C'est qu'en effet, l'acide carbonique, inactif au point de vue du développement des végétaux d'ordre inférieur (cryptogames constituant les moisissures) dont il pourrait même à petites doses favoriser l'évolution, crée pour les microbes animaux des milieux très probablement réfractaires à leur prolifération, à leur reproduction.

Nous avons, de plus, constaté que des liquides animaux en pleine putréfaction, de l'urine, par exemple, sont absolument désinfectés par une addition d'eau de Seltz (un cinquième environ) ; les vibrions y contenus sont ainsi rendus inertes et improductifs.

L'acide carbonique jouit donc de propriétés antiseptiques réelles.

Voici pour les conclusions générales ; quant aux conclusions locales, il nous suffira de rapprocher la moyenne mathématique énoncée plus haut, et les proportions analytiquement constatées dans l'air de Vichy, de celles de l'air ordinaire — *huit à neuf dix-millièmes d'acide carbonique d'une part, trois dix-millièmes* (au maximum)

---

(1) H. Peyraud, avec la collaboration de Gautrelet. Communication à la société d'Hygiène de Vichy, 10 août 1884. Voir Bulletin cité. — *Etudes expérimentales sur la composition de l'Air de Vichy.* Imprimerie Gounouilhou, 1885.

de l'autre — pour faire comprendre l'immunité, apparente au moins jusqu'à ce jour, dont Vichy a joui contre certaines maladies contagieuses.

Qu'en effet, la contagion se fasse par l'air, qu'elle procède par l'eau, et ce dernier mode paraît, sinon exclusivement démontré pour plusieurs maladies infectieuses, du moins absolument probable et presque certain ; l'action du gaz carbonique sur les contages épidémiques n'en est pas moins à Vichy, croyons-nous, la cause réelle de cette immunité presque exceptionnelle.

Car non-seulement l'acide carbonique qui se dégage du sol et des sources, celui que nous retrouvons dans l'air est un des principaux facteurs de cette immunité, en empêchant la transmission aérienne des contages ; mais l'eau qui tombe des nuages sous forme de pluie, avant même d'être collectionnée pour la constitution des sources potables, est elle-même chargée de gaz carbonique, par l'atmosphère spécial de Vichy ; de plus ces eaux, en traversant le sous-sol alluvionnaire et essentiellement perméable de Vichy, se trouvent de nouveau en contact avec le gaz carbonique du sol.

Ce sous sol, qui dans la partie basse de Vichy, ne peut même être tourmenté par des substructions sans livrer passage à des quantités de cet élément tellement considérables qu'elles sont quelquefois suffisantes pour arrêter ces travaux de substruction et qu'il est des caves où il est très difficile de pénétrer, ce sous-sol, disons-nous, est donc saturé de gaz carbonique, et les eaux potables s'en saturent elles-mêmes, au point que pour certaines sources et pour les eaux de l'Allier, par exemple, le gaz carbonique constitue presque toute leur minéralisation, le degré hydrotimétrique de ces dernières (4ᵉ) étant un des plus faibles observé.

De telle sorte que l'immunité dont jouit la ville de Vichy relativement aux maladies épidémiques, trouve une explication non-seulement satisfaisante mais rationnelle dans *la présence* en léger excès *du gaz carbonique,* soit dans son air, soit dans les eaux servant à l'alimentation de ses habitants.

Au reste, pendant le traitemennt thermal, si nous nous rapportons à notre théorie de l'action des Eaux bicarbonatées et toujours à l'action antiseptique de l'acide carbonique, nous nous expliquons pourquoi, alors que l'organisme est en quelque sorte imprégné, sursaturé de ce gaz carbonique, il est si réfractaire à l'action septique des microbes, pourquoi, de quelque façon que leur pénétration se fasse dans le corps humain, qu'elle aie lieu, par les voies aériennes, par la respiration ou dans les organes digestifs par les *ingesta* eau ou aliments, ou encore directement par des surfaces privées d'épiderme, les plaies, par exemple, n'importe les conditions d'introduction de ces germes, leur prolifération est nulle ou presque nulle, et leur nocivité anéantie.

C'est encore probablement pour cette raison que dans toutes les épidémies cholériques ou autres ayant décimé la population de la France depuis quelques années, ou des Etats environnants, alors que les moyens de communication étant plus rapides, Vichy a eté choisi par un très grand nombre de familles aisées de ces contrées désolées par le fléau, pour station de refuge, c'est encore pour cette raison, disons-nous, que malgré des contages évidemment apportés à Vichy par cette nombreuse colonie étrangère fuyant les atteintes du mal épidémique, Vichy est resté indemne envers et contre tout.

Aussi terminerons-nous cet aperçu sur l'antiseptie carbonique, en disant que la *Cure de Vichy*, *Eau* ou *Air*, est éminemment antiseptique ; et en conseillant, en temps d'épidémie, à ceux qui ne peuvent venir chercher sur place ces deux éléments d'hygiène, de s'assurer une antiseptie relative, tout au moins, en substituant à l'eau potable de leur alimentation, les Eaux de Vichy, surtout celles des sources très chargées en gaz carbonique comme les Célestins ou Hauterive. (1)

Cette action hygiénique et préventive sera donc un nouveau service à porter à l'actif des Eaux de Vichy.

1) On sait qu'en 1876, au Congrés de Clermont-Ferrand, un médecin anglais préconisa l'usage en temps de choléra des eaux minérales bicarbonatées. En 1884, notre confrère le docteur Charnaux leur attribua, lui aussi, une puissance de protection contre le choléra.

H. P.

Mais continuons l'étude du rôle de l'acide carbonique dans l'air atmosphérique.

II

Lavoisier, avons-nous dit, démontra que la respiration animale n'était qu'une simple combustion. Les phénomènes chimiques qui se passent dans notre organisme par le fait de la respiration étant identiques à ceux formés par une lampe incandescente ; de part et d'autre, dans le verre de la lampe comme dans la cavité buccale, nous trouvons le même produit d'élimination : *l'acide carbonique.*

Mais cette élimination constante de CO^2 par les voies respiratoires chez les animaux, a-t-elle simplement pour but de débarrasser notre organisme d'un produit qui lui serait inutile ?

La présence d'une petite quantité d'acide carbonique dans l'air atmosphérique doit-elle être considérée comme simple résultat de l'excrétion respiratoire des hommes ou des animaux, trait-d'union de la chaîne reliant l'animal au végétal dont il est, lui, l'élément respiratoire ?

Telles sont les questions qui se sont posées à la physiologie, et auxquelles nous croyons pouvoir, en son nom, donner les solutions suivantes :

Pour nous, dans le phénomène de l'expiration animale, l'élimination par la bouche d'une forte proportion d'acide carbonique a pour but :

1° De préparer une place à l'oxygène inspiratoire ;

2° D'entretenir, d'exciter le mouvement respiratoire ;

3° De créer à l'homme et à l'animal, dans la respiration, un milieu réfractaire à la prolifération des germes infectieux, des contages épidémiques ; (1)

4° Enfin de fournir à la respiration végétale l'élément principal des échanges chimiques entretenant la vie de ces êtres plus inférieurs.

(1) PEYRAUD. Etudes expérimentales sur la composition de l'Air de Vichy, page 22, 1884 et 1885.

Le premier de ces points n'est plus à démontrer ; il est acquis depuis longtemps à la physiologie.

Quant au second, l'excitation du mouvement respiratoire : l'expérience du chien de Brown Séquard, celles du supplicié, les nôtres, celles de Frédéricq, etc., le prouvent surabondamment.

Ce second point est donc lui aussi indéniable.

Des faits cliniques semblent venir nous démontrer d'une façon très simple le troisième.

La respiration en effet est plus lente chez les vieillards que chez les adultes ; les échanges chimiques sont aussi beaucoup moins actifs chez les premiers que chez les derniers, et partant les vieillards forment et exhalent moins de CO^2 que les jeunes gens. L'air expiré par les vieillards semblerait donc ne pouvoir jouir de propriétés antiseptiques aussi marquées que celui exhalé par les adultes et l'air qu'ils respirent se dépouillerait d'autant moins de ses germes infectieux. Or, ces considérations concordent absolument avec ce que nous voyons chaque jour : les vieillards semblent avoir beaucoup moins de chances que les adultes d'éviter les maladies épidémiques.

Un autre fait que nous avons déjà rapproché en 1884 (1) est la disparition de l'acide carbonique de la respiration des sujets atteints du choléra : maladie si rapidement infectieuse !

Enfin, il résulte des observations les plus récentes sur le mode de propagation de la plupart des maladies contagieuses, que l'on signale très rarement la voie respiratoire comme porte d'entrée de ces affections, au moins pour les maladies à microbes animaux. C'est surtout la contagion, en général par les voies digestives et l'ingestion des Eaux potables, qu'ont démontré les patientes et minutieuses recherches de Bouveret et Marey sur l'épidémie cholérique de 1884.

Mais, il est plus que probable, d'après les travaux de Miquel, que des germes infectieux se trouvent en quantités considérables dans l'air que nous

(1) Id. loco citato.

respirons pendant le cours des épidémies. Nous devrions donc alors fréquemment introduire de ces contages dans notre organisme par la respiration, si quelque chose ne les arrêtait ou ne les détruisait pendant l'acte respiratoire.

Or, ces cas d'intoxication respiratoire sont relativement rares. Quel est donc alors cet agent préservateur, cet antiseptique que nous cherchons pour expliquer cette immunité relative dans la respiration ?

Nous ne pouvons, pour nous, trouver que l'acide carbonique de l'expiration.

Ce troisième point semble donc en voie au moins d'être acquis à la science.

Le quatrième point : échange expiratoire des animaux et inspiratoire des végétaux relatif à CO^2 ne faisant aucun doute pour tous, après les belles expériences de Saussure ; nous n'en parlerons ici que pour constater précisément, combien à Vichy cet échange étant à l'avantage des végétaux, la végétation s'en ressent d'une façon générale. Et nous citerons un fait qui prouve une fois de plus l'exactitude de nos recherches sur l'acide carbonique de l'air de Vichy.

Dans la ville de Vichy, et surtout dans les parties basses, le Parc de l'Etablissement, le Parc du bord de l'Eau, auprès des Chalets, là où nos moyennes carboniques s'élèvent à 12, 13 dix-millièmes, cette végétation est absolument luxuriante et la verdure est d'une teinte foncée toute spéciale, comme on n'en voit nulle part dans les campagnes les plus fertiles, teinte qui étonne l'étranger.

Mais, de ces quatre rôles qu'a l'acide carbonique dans l'air, celui qui nous semble le plus important pour l'homme, est, sans contredit, le pouvoir excitant de CO^2 sur la respiration.

C'est du reste, par ce pouvoir que le *gaz carbonique* acquiert ses propriétés *toniques, anti-anémiantes et reconstituantes*. C'est du reste ce qui fait de l'Air de Vichy dans la Cure de cette Station, un des principaux et des plus importants facteurs.

Il semble, au premier abord, qu'une plus grande quantité d'acide carbonique dans l'Air de Vichy doive produire juste un effet opposé à celui que nous signalons ; et que le fantôme de l'*anémie carbonique* viendra peut être désormais se joindre au fantôme tant exploité contre Vichy, de l'*anémie alcaline*.

A cela nous répondrons tout d'abord qu'il faut bien se garder de confondre la respiration dans un milieu confiné où l'air se charge d'autant plus d'acide carbonique qu'il y a plus de monde à y respirer (salle de théâtre, salle de bal, avec leur luxe excessif de lumières, respirant elles aussi et absorbant comme l'homme, l'oxygène pour donner CO_2), avec la respiration à l'air libre.

Dans le premier cas, en effet, nous nous trouvons en présence d'un défaut d'hématose, d'une asphyxie lente, et cela, non seulement par la présence d'un excès de CO_2, mais bien encore par un déficit, un manque d'oxygène ; oxygène qui s'est précisément usé en fournissant CO_2 correspondant à la combustion et de l'éclairage et de la respiration des nombreuses personnes étant dans ce milieu. (1)

A l'air libre, les choses se passent bien autrement ; et l'augmentation, dans une certaine mesure, de l'acide carbonique dans l'air respirable, bien loin de nuire à l'hématose, la favorise au contraire largement en excitant le poumon et augmentant le nombre et la qualité proportionnelle des inspirations faites en des temps égaux chez un même sujet.

Ce que nous avons observé à Vichy, c'est, en effet, un rapport constant du *nombre* de nos *inspirations* et de

(1) Lors de la lecture de notre Résumé à la Société française d'Hygiène, notre vénéré président, M Marié-Davy, directeur de l'Observatoire de Montsouris, en formulant son appréciation à ce sujet, a bien voulu nous dire que précisément dans la production de cet air confiné, où CO_2 dépasse souvent plus de 200, 300 et plus de dix-millièmes, et où conséquemment l'oxygène est en rapport inverse, on pourrait peut-être voir la cause principale de l'anémie générale régnant sur les personnes de la haute Société ayant l'habitude de passer leurs veilles dans des réunions nombreuses, soirées, bals, concerts, etc., etc... Mais il y a loin de ces conditions avec celles de la respiration dans l'Air de Vichy, ou l'oxygène, au lieu d'être diminué, est celui d'une altitude de 260 mètres.   E. G.

leur amplitude, avec les milieux plus ou moins chargés de gaz carbonique, points sur lesquels nous nous placions pour mesurer ces inspirations.

Or, on peut voir de suite que pour une seule inspiration supplémentaire par minute (dix-neuf au lieu de dix-huit), en supposant notre capacité pulmonaire moyenne de 5oo centimètres cubes, et en sachant que le rapport de CO^2 à O dans l'air est de 1 à 100, cette seule inspiration en plus donne un rapport de 100 à 1 pour l'oxygène inspiré supplémentairement de ce fait par rapport à l'acide carbonique. Autrement dit, quand nous embarrassons notre respiration de un centième de CO^2, nous favorisons notre hématose de 99 centièmes d'oxygène.

Peut-on, après ce simple calcul, nier l'action hématosante puissante de l'acide carbonique, quand il est en proportions non-exagérées dans l'air atmosphérique? Peut-on nier son action anti-anémiante? Peut-on nier enfin l'action reconstituante de l'Air de Vichy?

Nous le pensons d'autant moins, qu'à Saint-Alban, par exemple, le traitement de la chlorose est tout entier basé sur ces faits ; et Terver nous donne la description détaillée de ce traitement et de ses merveilleux effets.

« Cette *médication carbonique* de St-Alban a cela de remarquable, dit Terver, qu'au lieu d'empêcher *l'oxygénation du sang*, elle la rend *plus complète, plus active*, et qu'on voit notamment les femmes *chlorotiques* retrouver leur appétit, leur repos, *leurs forces* et leur sommeil. »

« Les malades éprouvent une *plus grande liberté dans l'action des poumons ; le jeu de la poitrine* leur paraît plus libre. »

Et ces observations cliniques de Terver, à St-Alban, ainsi que nos résultats acquis avec l'air de Vichy (1), Frédéricq vient lui-même de les corroborer par une série

(1) Ces résultats ont été communiqués par H. Peyraud, à la Société d'hygiène de Vichy dans sa séance du 10 Août 1884 et sont encore consignés dans la *Contribution chimique à l'étude physiologique de la Glycosurie* de M. E. Gautrelet, son collaborateur, parue le 27 septembre 1884, c'est-à-dire antérieurement aux communications de Frédéricq.

de recherches expérimentales aboutissant à des conclusions identiques, dont l'extrait suivant de sa communication à l'Académie des Sciences (99, 1124.— Décembre 1884), rend un compte exact.

« L'homme, dit-il, peut respirer pendant assez longtemps un mélange riche en oxygène, mais contenant 5 à 6 °/₀ ou même davantage de CO_2. »

« Il s'établit, dans ces conditions, une forme spéciale de dyspnée caractérisée par une respiration anxieuse plus ou moins convulsive, et accompagnée d'une céphalalgie rappelant la migraine. Au point de vue des phénomènes chimiques de la respiration, cette dyspnée se distingue nettement de celle qui est due à un déficit d'oxygène. »

« *L'absorption de ce gaz, loin de diminuer sous l'influence de l'acide carbonique, augmente au contraire notablement. A petites doses l'acide carbonique agit donc comme un excitant puissant de l'absorption d'oxygène, c'est-à-dire des combustions respiratoires.* »

N'est-ce pas là exactement ce que produit l'air carbonique de Vichy ? N'est-ce pas là cette gêne respiratoire, cette dyspnée qui semble anormale et qu'éprouve les nouveaux arrivés ? gêne qui disparaît alors en s'élevant sur les côteaux qui avoisinent la station, et où l'acide carbonique se rapproche de la normale, gêne qui dure peu, il est vrai, mais qui dure jusqu'à ce que nous ayions accommodé nos organes respiratoires au milieu respirable, gêne qui se traduit par l'augmentation en amplitude et en nombre de nos inspirations, gêne enfin qui existe en dehors de l'usage des Eaux de Vichy par la seule respiration de son air ?

Tous ces effets ne sont-ils pas les mêmes que ceux observés cliniquement par Terver à Saint-Alban ?

Oui, assurément ! Aussi, cette action hématosante si puissante de CO_2, dont l'Air de Vichy est surchargé, a-t-elle pour résultat immédiat de produire une action tonique et reconstituante sur l'organisme humain ; et nous sommes donc bien fondés à parler de l'*action anti-anémiante* de l'Air de Vichy.

Ce néologisme, que nous créons, nous amène fatalement à dire un mot de cette anémie alcaline dont on a fait tant de bruit autrefois et qui est restée, il faut bien le dire, comme une crainte secrète, quoique chimérique, dans l'esprit d'un grand nombre de médecins.

III

La théorie que nous avons émise sur les Eaux bicarbonatées suffirait à faire disparaître, à cet égard, l'ombre d'un doute, si déjà l'expérience de praticiens consciencieux, Pupier, de Lalaubie, Martin-Damourette et Hyades (1), n'avait mathématiquement mis à néant cette fausse interprétation des faits, par l'examen numérique des globules sanguins chez les hommes et les animaux soumis depuis quelque temps à l'action soit des Eaux de Vichy, soit des bicarbonates alcalins.

Nous disons fausse interprétation des faits, parce que faits il y a.

Il est certain que jadis bon nombre de malades sont revenus très anémiques d'une saison à Vichy ; il est encore certain que quelques-uns reviennent actuellement de la Cure de Vichy présentant tous les signes de l'anémie.

Ce dont nous sommes étonnés c'est qu'il n'y en ait pas davantage. Et il faut vraiment toute la puissance tonique et vivifiante de l'Air de Vichy, de cet Air excitant des combustions respiratoires à une altitude de *260 mètres*, pour que l'on n'aie pas constaté plus souvent encore l'anémie sous l'influence du traitement des médecins d'autrefois.

(1) Z. PUPIER. *Action des Eaux de Vichy sur la composition du sang, réfutation expérimentale de la prétendue anémie alcaline,* 1875.

DE LALAUBIE. *De l'individualité thérapeutique des Eaux de Vichy.* (Masson, Paris, 1879).

MARTIN-DAMOUETTE ET HYADES. Communication à l'Académie des Sciences, 17 mai 1880, no 6133: *Sur quelques effets des alcalins à doses modérées, d'après l'expérimentation sur l'homme dans l'état de santé.*

Quand on songe que l'on a fait prendre à de malheureux patients jusqu'à *42 verres* d'Eau de Vichy par jour, on se demande comment avec l'action réductrice que nous avons fait remarquer dans quelques sources dépendant de leur teneur en acide sulfhydrique, comment avec cette quantité de liquide alcalin, qui avait alors pour but non plus de saturer l'acidité pathologique ou de s'opposer par la création de milieux réfractaires, à sa formation, non plus de mettre en mouvement, d'utiliser le pouvoir tonique et excitant de l'acide carbonique, mais bien d'alcaliniser au plutôt et maintenir alcalins le sang et les produits secrémentitiels et excrémentitiels de l'organisme; on se demande, disons-nous, comment on ne produisait pas presque constamment tous les accidents que nous avons signalés pour le traitement alcalin à outrance : l'anémie et l'hydrémie.

Est-ce que boire 42 verres par jour d'une eau potable quelconque n'est pas chose bien suffisante pour faire diminuer le nombre des globules sanguins, à plus forte raison si cette eau est alcaline ?

Donc, nous sommes loin de nier les faits incriminés à l'Eau de Vichy employée ainsi; mais ce que nous dénions, c'est que : ordonnées à doses modérées ou à petites doses, en un mot à doses rationnelles, ces Eaux puissent jamais produire autre chose qu'une excitation fonctionnelle salutaire et reconstituante ; lorsqu'on pense surtout qu'elles sont administrées dans un milieu contenant un agent respiratoire aussi puissant que l'acide carbonique de l'Air de Vichy.

Mais si les Eaux de Vichy étaient anémiantes, est-ce que le meilleur remède ne serait pas l'Air tonique et hématosant de Vichy ?

Malgré cela, nous pensons qu'à Vichy les doses élevées d'Eaux minérales doivent être proscrites, nous pensons aussi, pour les mêmes raisons, que les traitements trop longs ne doivent pas être conseillés.

Dès que l'acidité pathologique a disparu, que l'action chimique de cette acidité sur les Eaux absorbées n'existe plus, que l'excitation due au dégagement con-

consécutif de gaz carbonique dans l'économie est suspendue, en un mot que l'action excitante des Eaux de Vichy est amoindrie, le malade n'a plus rien à gagner à la cure de Vichy ; il faut qu'il s'en aille. Il en serait de même du cas où l'action excitante de CO_2 sur le poumon serait émoussée, et que le nombre des inspirations irait en diminuant ; on arriverait alors facilement à cette action altérante qui a trompé Trousseau et qui produit l'usure fonctionnelle, l'anémie, comme le font, du reste, tous les médicaments excitants donnés trop longtemps ou à trop forte dose.

Si l'on avait cependant besoin de prolonger l'usage des Eaux, il vaudrait mieux abandonner Vichy et y revenir au bout de quelque temps : la gymnastique respiratoire produite par l'acide carbonique et résultant de son action excitante sur le poumon, reviendrait alors dans son plein, et les fruits retirés par le malade de cette seconde cure seraient comparables à ceux de la première. Tel est notre avis, basé sur les considérations chimico-physiologiques précédentes et qui concorde du reste absolument avec l'observation clinique.

C'était donc mal interpréter les faits que d'accuser Vichy de méfaits thérapeutiques, qui ne pouvaient être dus qu'à l'ignorance de ceux qui absorbaient ou administraient ses Eaux ; car, parce qu'un médicament empoisonne à haute dose, ce n'est pas une raison pour qu'il ne produise à petites doses d'excellents effets thérapeutiques, de merveilleuses guérisons.

Qui oserait, par exemple, nier les propriétés toniques et reconstituantes du vin de Bordeaux parce qu'un ivrogne se serait tué en en absorbant 42 verres en un jour, ou qu'il aurait acquis toutes les lésions de l'alcoolisme, en en buvant quotidiennement et pendant un certain temps, une quantité au-dessus de ce que l'hygiène permet ?

Les Eaux de Vichy n'ont pas plus d'action nocive, pas plus d'action toxique que cet excellent vin : la grosse affaire est de savoir les manier et les utiliser.

Nous dirons donc que comme conséquences de l'action hématosante puissante de l'Air de Vichy, et de la suractivité fonctionnelle du poumon chez le malade qui fréquente notre station, il s'établit une combustion respiratoire plus complète, dont il utilise dans son organisme, à son insu et machinalement, pour ainsi dire, tous les avantages, non-seulement pour se reconstituer, comme nous l'avons déjà dit, mais encore pour éliminer une série d'éléments morbides qu'il porte en lui : sucre, acide urique, peptones, par exemple.

Aussi l'*Air de Vichy* est-il un précieux adjuvant des *Eaux de Vichy*. C'est ainsi que s'explique d'une façon très simple, ce fait constaté depuis longtemps par les hydrologistes de notre station, que ces Eaux n'agissent pas de même consommées à la buvette ou consommées à distance.

En un mot la **Cure de Vichy** se compose à la fois de l'usage des Eaux et de *l'Air de la Station*.

Mais ces qualités si nombreuses et si précieuses de l'Air de Vichy ne devraient cependant pas nous faire oublier une propriété encore plus spéciale inhérente à l'acide carbonique, et dont on retrouve encore les manifestations dans l'action thérapeutique de cet Air.

Nous voulons parler de l'action sédative, voire même anesthésiante de ce gaz.

CHAPITRE QUATRIÈME

DE L'ACTION SÉDATIVE DE L'ACIDE CARBONIQUE ET DE L'AIR DE VICHY

I

A Vichy, tout le monde a constaté un phénomène très-manifeste de sédation du système nerveux, une tendance au sommeil, une somnolence spéciale dont dérive une sorte de bien-être analogue à celui que procure l'ébriété.

Ce phénomène est surtout apparent sur les personnes dont les manifestations nerveuses sont fréquentes en dehors de Vichy et qui viennent y passer une saison, chez les malades atteints d'idées tristes ; chez les urinaires, chez les hépatiques, chez les hystériques, chez les hypocondriaques, et en général chez toutes les personnes névropathes.

Les dyspeptiques nerveux, par exemple, bénéficient de cette sédation d'une façon remarquable ; et cette année plus particulièrement, nous avons eu l'occasion d'observer toute une série de ces nerveux sur lesquelles l'action sédative de la Cure de Vichy s'est constamment manifestée au bout de quelques jours à peine.

Il serait intéressant de savoir si les névroses convulsives que l'on empêche, comme nous l'avons fait nous-mêmes pour la rage et l'épilepsie artificielles, avec un courant d'acide carbonique projeté dans le pharynx, ne bénéficieraient point de l'action sédative de l'acide carbonique de l'Air de Vichy. (1)

Les faits cliniques n'ayant rien encore révélé à cet égard, nous poserons donc simplement la question.

Mais quoi qu'il en soit en ce sens, l'action sédative puissante de l'Air de Vichy trouve immédiatemeut son application thérapeutique dans le traitement à Vichy de certaines maladies de l'utérus, dont le cortège névropathique est si fréquent. Ici la clinique apporte un contingent suffisant de faits pour qu'il n'y ait aucun doute à cet égard.

Nous connaissons des hystériques qui avaient très-fréquemment des manifestations de cette névrose dans d'autres lieux que Vichy, et qui, pendant plusieurs mois de séjour dans cet Air sédatif, n'ont présenté aucune de ces manifestations, même à leurs époques menstruelles ; et cela malgré les nombreux orages qui se succèdent à Vichy, et fournissent un état électrique de l'air agissant

(1) PEYRAUD. Voir *Index Bibliographique.*
BROWN SEQUARD. *Index Bibliographique.*

si manifestement chez cette classe de névropathes. Or, comme ces hystériques ne prenaient pas les Eaux de Vichy, c'est donc uniquement à l'Air qu'était due cette sédation.

En rapprochant ces données de l'action déjà constatée de l'acide carbonique comme anesthésique et cicatrisant dans les maladies de la vessie, nous nous félicitons donc de voir s'ouvrir de nouveau pour la Cure de Vichy, déjà si importante, une nouvelle classe d'affections autrefois plus nombreuses à Vichy, les maladies des voies urinaires dont la direction serait depuis longtemps revenue sur Vichy, si les travaux de Verneuil et de Broca sur les injections d'acide carbonique comme anesthésique et cicatrisant (nous ajouterons comme antiseptique) et ceux de Ch. Petit et Cornillon sur la dissolution des calculs, avaient été plus connus et plus crus de l'ensemble des médecins.

Mais il est temps encore, espérons-le du moins, et une installation complète pour l'utilisation des actions thérapeutiques de ce gaz, due à l'intelligente initiative de notre savant confrère Willemin, existe et fonctionne depuis longtemps déjà à Vichy. Il n'est besoin que de s'en servir.

Nous serons donc heureux si notre étude sur l'Air de Vichy parvient à ramener à notre station tous ces malades, en général si névropathes, que l'on dirige bien à tort, selon nous, sur des stations où l'Air ne peut leur fournir aucun élément thérapeutique.

CHAPITRE CINQUIÈME

DES STATIONS A AIR CARBONIQUE, TONIQUES ET SÉDATIVES : NÉRIS, BOURBON ET SAINT-ALBAN.

I

Les conclusions que nous venons de formuler, quant à l'Air de Vichy, nous semblent, en effet, démontrées d'une façon absolument évidente par les données et considérations suivantes :

Il existe un assez grand nombre de stations thermales ne possédant aucune source à minéralisation définie et suffisante pour expliquer d'une façon satisfaisante les propriétés curatives attribuées à leurs Eaux.

Et la plupart de ces stations ont des propriétés toniques et reconstituantes, des propriétés sédatives remarquables ; c'est même là leur caractère spécial.

Comme la température en général élevée de leurs sources, qui quelquefois même ne sont pas absorbées en boissons, mais qui servent surtout en pratiques balnéothérapiques et hydrothérapiques, est peu propre à expliquer leurs effets sédatifs, puisque l'on sait que les effets sédatifs ne s'obtiennent guère sur les hystériques par exemple, par l'eau à une température élevée, la douche chaude n'étant pas précisément un moyen de les calmer, il faut donc qu'il entre dans la cure de ces stations un élément autre que celui de leurs Eaux à température élevée, mais sans minéralisation apparente.

Quelques unes sont en effet placées dans des terrains carbonifères d'où sortent naturellement des quantités importantes d'acide carbonique. De plus, la thermalité élevée de leur source pour certaines, doit favoriser ce dégagement et surcharger encore davantage l'air ambiant de ce gaz.

Nous nous sommes donc demandés si la plus grande partie de la puissance curative de ces stations n'était pas simplement dûe à la présence d'une proportion importante du gaz carbonique dans leur air.

Cette vue de l'esprit, née uniquement de nos travaux sur l'Air de Vichy, devait nous conduire à étudier l'Air de ces stations.

Nos recherches en ce sens sont encore naissantes, mais nous croyons cependant utile de présenter ici quelques-uns des résultats déjà obtenus sur la principale, la plus réputée de ces stations sédatives et toniques : la station de *Néris*.

L'Air de Néris a été recueilli par notre très distingué confrère, le docteur de Ranse, que nous sommes heureux de remercier ici publiquement, dans deux circonstances spéciales et opposées, au point le plus déclive de la station :

1° Par un temps absolument beau et calme ;

2° Par un temps de tempête,

Les dosages en CO_2 ont donné :

$$\text{Premier cas : } \frac{18,66}{10.000}$$

$$\text{Second cas : } \frac{45,94}{10.000}$$

Ces résultats semblent, au premier abord, absolument discordants et complètement erronés ; mais si l'on réfléchit à la dépression barométrique produite par la tempête, on comprend de suite comment l'acide carbonique se dissociant plus facilement par le fait de cette diminution de pression, les sources et le sol en dégagent alors une proportion bien supérieure dans le second cas.

Au reste, nous nous proposons de répéter ces dosages en CO_2 sur toutes les stations à actions toniques et sédatives analogues.

La tonicité, par exemple, présentée par l'emploi sur place des Eaux de Bourbon-l'Archambault, et attribuée à ces Eaux à minéralisation si discordante avec cette action, ne serait-elle pas uniquement ou à peu près uniquement due à l'acide carbonique que ces Eaux dégagent et à l'Air de Bourbon ?

Terver, comme nous l'avons déjà vu, attribue aux atmosphères carboniques de Saint-Alban, l'action si puissante de cette station contre la chlorose.

Or, si nous rapprochons ces données sur l'acide carbonique : action tonique et reconstituante, action antiseptique et cicatrisante, action sédative, des faits cliniques que nous constatons à Vichy, à Néris, à Bourbon-l'Archambault et à Saint-Alban, nous sommes fondés à dire que tous ces faits semblent d'ordre commun, qu'ils sont tous sous la dépendance du gaz carbonique dont l'Air de ces stations paraît surchargé.

Cette vérification n'a encore été faite complètement par nous en dehors de Vichy, que pour Néris, avons-nous dit ; mais nous croyons cependant pouvoir, dores et déjà, ouvrir une nouvelle catégorie de stations :

Les stations carbonifères ou carboniques, ou à air carbonique, aéro-carboniques, comme l'on voudra ; ou plutôt pour rester davantage dans les généralités des *stations aéro-minérales* (à air minéralisé), en opposition avec les *stations hydro-minérales* (à eau minéralisée), stations aéro-minérales dont l'action sédative, tonique, reconstituante, cicatrisante ou autre, s'explique, comme pour Vichy et Néris, soit par un excès d'acide carbonique contenu dans leur atmosphère, par un *air carbonique*, soit par un excès d'azote, d'oxygène, d'hydrogène sulfuré, d'ozone ou de vapeurs spéciales, ou tout autre corps gazeux thérapeutique.

CHAPITRE SIXIÈME

CONCLUSIONS GÉNÉRALES.

En résumé,

Des faits chimiques :

1º Perte de l'*acide carbonique* par les sources thermales, à la buvette ;

2º Conservation de l'*acide carbonique* par les sources athermales, à la buvette ;

3º *Sulfuration générale* (d'origine primitive et pyritique), mais faible de toutes ces Eaux ;

4º *Sulfuration* plus spécialement élevée des Eaux du groupe Grande-Grille ;

5º Surélévation *à 8 dix-millièmes* de la moyenne *carbonique de l'atmosphère respirable ;*

Faits constatés par nous et exposés aux chapitres précédents ;

Ainsi que des considérations d'ordre physiologique que nous avons rapproché des faits cliniques si connus de tous les praticiens de Vichy, pour en tirer des indications que nous avons résumées au tableau de classification de nos Eaux ; de tout cela, ajouté aux différences d'activité constatées pour les Eaux de Vichy consommées sur place et les Eaux de Vichy transportées.

Nous croyons pouvoir conclure que :

La *Station* thermale de Vichy, tout à la fois *hydro-minérale* et *aéro-minérale* possède :

1º Des *Eaux bicarbonatees-sodiques,*

Se partageant cliniquement en *quatre groupes, à effets thérapeutiques bien distincts,*

Auxquels correspondent *chimiquement quatre genres nettement définis :*

DEUX CHAUDS
{ *L'un simple : type Hôpital ;*
{ *L'autre sulfureux : type Grande-Grille ;*

DEUX FROIDS
{ *L'un carbonique : type Célestins ;*
{ *L'autre ferrugineux : type Mesdames ;*

2° Une *atmosphère surchargée de gaz carbonique* et jouissant, de ce fait, de *propriétés thérapeutiques* réelles :

Toniques et *reconstituantes,* d'une part,

Sédatives, d'autre part,

Enfin même *antiseptiques* et *cicatrisantes.*

Et c'est cet ensemble qui, utilisé sous toutes les formes méthodiques usitées en thérapeutique hydrominérale : *boisson, bains, douches, inhalations, pulvérisations, injections* et, même inconsciemment, *inspirations,* constitue la **Cure à Vichy.**

Il nous reste donc maintenant, pour compléter cette étude, à nous occuper :

1° De l'action des bains minéraux ;

2° De l'action des douches minérales ;

3° De l'Hydrothérapie faite sans eau minéralisée ;

4° Du régime alimentaire pour chaque série de maladies.

5° Enfin de l'influence si puissante des éléments de distraction sur la cure. C'est ce qui fera pour nous l'objet de publications ultérieures.

APPENDICE

PROCÉDÉS CHIMIQUES EMPLOYÉS

I

DOSAGE DE L'ACIDE SULFHYDRIQUE DANS LES EAUX MINÉRALES DE VICHY.

Le procédé de Dupasquier, méthode volumétrique par l'Iode, a été suivi, en employant la liqueur de Filhol, modifiée ainsi qu'il suit :

Les équivalents de l'Iode et de l'Acide Sulfhydrique étant respectivement 127 et 17, le rapport des poids atomiques de ces deux corps est donc : $\frac{127}{17} = 7,47$.

Il s'en suit : qu'une liqueur titrée contenant en iode, 0,000747, réagit exactement sur un poids de 0,0001 d'hydrogène sulfuré,

Et qu'une solution de :

       Iode..................... 0 gr. 747.
       Iodure de potassium 1
       Glycérine............ 100
       Eau distillée......... q. s. pour compléter un litre.

en opérant sur un litre d'eau minérale, donne directement le poids de HS en 0,0001 (dix-millième) contenu dans ce volume d'eau, par la simple lecture du nombre de centimètres cubes employés.

Une conservation suffisante pour le temps nécessaire à la série de dosages de notre travail étant assurée à la liqueur par la présence de la glycérine, tandis que la très faible dilatabilité de la liqueur était encore garantie par la présence de cette substance, en nous servant d'une burette décime, la précision la plus grande était obtenue dans nos opérations.

II

DOSAGE DE L'ACIDE CARBONIQUE LIBRE DANS LES EAUX MINÉRALES DE VICHY.

Le procédé suivi a été celui indiqué par Gaultier de Claubry, mais légèrement modifié.

Le déplacement du gaz carbonique dissous dans l'eau minérale a été obtenu par un courant d'hydrogène entretenu jusqu'à la production de traces de louche dans le liquide.

L'opération a porté sur des volumes égaux, soit 400 cc. exactement mesurés dans une carafe jaugée portant à son col un trait circulaire.

La conservation totale du gaz CO_2 libre à doser et le moyen de procéder au dosage sans modifier en rien l'appareil après la prise et pendant l'analyse ont été obtenus par un bouchage spécial de notre carafe.

Ce système de bouchage consistait en un bouchon de caoutchouc percé de deux trous obturés l'un et l'autre par un tube de verre, creux, mais fermé à son extrêmité inférieure. Chaque tube portait en outre, près de cette extrêmité, une ouverture latérale, *un œil* qui, soit maintenu dans le bouchon, soit dégagé par une descente du tube, petmettait ainsi tantôt la complète clôture, tantôt la libre ouverture de ses communications. Le courant gazeux traversait ensuite un tube à boules contenant un volume connu d'une solution titrée d'Eau de baryte, dont la saturation différentielle a donné le poids de CO^2 correspondant à chaque opération.

III

DOSAGE DE L'ACIDE CARBONIQUE DANS L'AIR DE VICHY.

L'acide carbonique a été dosé à l'état de carbonate de baryte, et différentiellement par la méthode volumétrique d'après Pettenkofer, mais deux modifications ont été apportées à ce procédé selon deux cas différents :

A l'intérieur de la ville de Vichy, les prises ont été effectuées par déplacement dans une tourie mesurant 20 litres.

A l'extérieur et pour Néris, l'air a été recueilli en l'insufflant dans un ballon en caoutchouc, dont le volume était déterminé à l'arrivée avant chaque opération.

Le titre de la solution barytique a été pris avant chaque série d'opérations, et le coefficient d'absorption modifié en conséquence.

INDEX BIBLIOGRAPHIQUE

ALLIBERT. Recherches sur l'exhalation carbonique chez les animaux domestiques. (*Annales du Conservatoire*, n. 13)

ANDRAL ET GAVARRET. Recherches sur la quantité d'acide carbonique exhalée par le poumon dans l'espèce humaine. (*Annales de chimie et de physique*, t. VIII, 3ᵉ série, 1843).

ANGLADA. Toxicologie générale.

ATTUMONELLI. Eaux minérales de Naples. Paris, 1804.

BACHE (G.) Dissertation sur la découverte des effets médicinaux du gaz acide carbonique, etc. (en Anglais). Philadelphie, 1796, in-8°.

BANC (Jean). La mémoire renouvelée des merveilles des Eaux naturelles. Moulins, 1606.

BARBIER (E.) De la médication hydro-carbonique à Vichy (*Monde thermal*, octobre 1863).

BARUDEL. Recherches cliniques sur la Goutte et la Gravelle.
— Le traitement de la Goutte par les Eaux de Vichy.

BATILLIAT et MALLAT. Les Eaux douces de Vichy

BAUDIN. Rapport sur l'attribution d'un périmètre de protection aux sources de Vichy, 1879.

BAUDRIMONT. L'oscillaria thermalis.

BEAUMETZ DUJ. *Dictionnaire de Thérapeutique des Eaux minérales*, Doin, éditeur.

BEDDOES (T.) et WATT (J). Considérations sur l'usage médical et la préparation des gaz, in-8°. Bristol, 1795.

BERNARD (Ch.) *Archives générales de médecine*, nov. 1857.

BERNARD (Cl.) Leçons sur les substances toxiques.

BERTHIER et PUVIS. Notice sur les Eaux minérales et thermales de Vichy, in *Annales des Mines*, 1820.

BRETET. Recherches sur les eaux potables de Vichy, in *Bulletin de la Société d'hygiène de Vichy*, 1885.

BERT (Paul). *Bulletin de la Société de Biologie*.

BERTRAND. Exploration archéologique de la rive droite de l'Allier. — *Bulletin de la Soc. d'Emul. de l'Allier*, 1864.

BISCHOFF. Expérimenta chimico-physiologica ad illustrandam doctrinam de respiratione. Heidelberg, 1837, in-4ₒ.

BOULANGER. Statistique géologique et minéralogique de l'Allier.

BOUQUET. Histoire chimique des Eaux de Vichy.

Bouis. Analyse des Eaux de Vichy, in rapport à l'Académie de Médecine du 22 mars 1872.

Bouis, Briand et Chaudé. Manuel complet de Médecine légale.
— Partie chimique.— Article : gaz acide carbonique, 1874.

Boussingault. Note sur la sensation de chaleur produite par le bain de gaz carbonique.

Boussingault. Sur l'action du gaz carbonique sur les yeux des ouvriers employés dans les mines. (*Comptes rendus de l'Académie des sciences*, avril, mai 1855).

Brandés et Krugger. Pyrmont mineral quel. 1826.

Brandt (G.-H.) Des phénomènes de la contraction musculaire. Thèse, 1855.

Broca. Injection de gaz acide carbonique dans la vessie. Anesthésie par le gaz acide carbonique dans les cas d'affections douloureuses de la vessie. (*Moniteur des hopitaux*, t. IV. août 1857. *Archives générales de médecine*, septembre 1857.)

Brown-Séquard. Recherches sur le sang chargé d'acide carbonique. *Journal de physiologie de l'homme et des animaux ; Gazette médicale*, 1855, l'*Ami des Sciences*, 1855.
— Experimental researches applied to Physiology and Pathology, 1853.
— Dr. Dor (H.) Sur l'accouchement artificiel provoqué par le gaz carbonique. (*Journal de physiologie*, avril 1858)
— Plusieurs articles de journaux. *Bulletins de la Société de Biologie. Archives de physiologie normale et pathologique. Comptes rendus Acad. des Sciences.*

Buignèt, professeur à l'école de pharmacie. Nouveau procédé de dosage de l'acide carbonique. Broch. in-8°. Paris, 1856.
— Physique expérimentale, Paris, 1876.

Chappon. An quibusdam morbis convenit aer fixus proprie dictus ? Nancy, 1781.

Chaptal. *Ancien journal de médecine*, t. LXIII, 1785, page 492.

Charnaux. Etude des effets dialytiques des Eaux de Vichy sur l'urine diabétique. Vichy, 1880. Imprimerie Wallon.

Chazaud. Etude sur la chronologie des sires de Bourbon. Moulins, 1865.

Clermont (de Lyon). Recueil chimique et physique sur les eaux minérales de Vals, suivi d'une note géologique et paléontologique par Jourdan. Paris, J.-B. Baillière et fils.

Cobenvinder. *Comptes rendus de l'Académie des sciences*, 1855, t. II, page 149.

Collard de Martigny. Recherches expérimentales sur l'absorption et l'exhalation respiratoire. (*Journal complémentaire des sciences médicales*, 1830, t. XXXVI et XXXVII ; *Archives générales de médecine*, 1827 ; *Journ. général de médecine*, t. XCVIII, CV.)

Constantin (P.). Emploi des douches d'eau de seltz, (*Gazette des hôpitaux*, 1863.)

Cornillon. Lady stephens et durande ou les dissolvants des concrétions des voies urinaires. Cusset, 1881

Corvinus (J.-F.). Historia acris factici, pars seconda medica. Argentorati, 1777.

Cyon. Influence de l'acide carbonique et de l'oxygène sur le cœur. Communication à l'Académie des Sciences, mai 1867.

Dechambre. Article *Carbonique* (Dictionnaire des sciences médicales, t. XII. 1re série, page 331).

Delesse et Lapparent. Extraits de géologie et Annales des Mines, 1878.

Demarquay. *Union médicale*, 7 mars 1857.
— Action physiologique de l'acide carbonique. Communication à l'Académie des sciences, 24 juillet 1865.
— Essai de pneumatologie médicale, 1866.

Desbrest. Traité des Eaux de Vichy, 1778.

Dobson. Traité sur les propriétés médicales de l'air fixe (en Anglais). Londres, 1785.

Don (H.). Sur l'emploi de l'acide carbonique pour provoquer l'accouchement artificiel.
— Cité par le Juge. Thèse, 1858.
— Par Brown-Séquard (*Journal de Physiologie*, avril 1858, p. 390.)

Doyère. La respiration dans le choléra (*Les Mondes,* par M. Moigno, 1864, page 338.)

Dufrénay et Elie de Beaumont. Explication de la carte géologique de France.

Dumas-Aubergier. Etude sur les diverses Eaux minérales d'Auvergne ; traitement spécial à Saint-Nectaire. Topographie et géologie, par Lecoq (H.). Clermont-Ferrand, Thibaud (F.). 1869.

Durand-Fardel. Dictionnaire des eaux minérales.
— De la spécialisation des différentes sources de Vichy, 1884.
— De l'action reconstituante des eaux de Vichy, 1881.
— Traité sur les eaux de Vichy considérées sous les rapports chimiques et thérapeutiques.
— Mémoire sur la médication de Vichy dans le traitement des maladies de matrice.
— Lettres médicales sur Vichy.

Edwards. Influence des agents physiques sur la vie ; in-8·, 1824.

Emmet (J.-A.). De aero fixo seu acido aere. Edimbourg, 1784.

Fikma. De acre fixo quæ medicinam spectant. Lugduni-Batavorum, 1782.

Eulenberg (H.). Die Lehre von den Schlädlichen und gifligen gasen. Braunschweig, 1865, in-8°.

Eward (John). Letter to Dr. Beddoës. (Bath, 26 août 1795.
— Considérations on the medical use, etc.
— Settlement of an account of facts, p. 32. (The History of two
   cases of ulcerated cancers of the mamma ; one of wich as
   been cured the other, much relieved by a new méthod of
   applying carbonic acid air. Bath, in-8°, Dilly-London, 1791.)

Ferger. Die Inhalations cur. (*Balneologische Zeitung*, Bd. 4.)

Fernet *Comptes rendus de l'Acad. des sciences*, 1855, t. II, p. 1237.
— *Idem*, 1858, p. 176.

Follin. Mémoires sur l'anesthésie locale par l'acide carbonique.
   Archives générales de Médecine, nov. 1856).

Francois. Rapport sur les eaux de Vichy, 1856.

Fouet (Claude). Nouveau système des bains et eaux minérales
   de Vichy. Paris, 1686.

Frédéricq (M. L.). Influence de la composition centésimale de
   l'air sur l'intensité des échanges respiratoires (*Comptes rendus*,
   Acad. des sciences, 99, 1124, 1884.)

Garraud. Recherches sur la respiration des plantes.

Gaultier de Claubry. (H.). De la détermination, dans les eaux
   naturelles ou minérales, des proportions d'acide carbonique
   libre ou combiné aux bases (*Comptes rendus de l'Acad. des
   sciences*, 1859, t. LVIII, p. 1051.)

Gautier (A) — Sur les leucomaïnes : alcaloïdes dérivés des matières albuminoïdes. *Bulletin de la Société chimique de Paris* du
   20 fvrier 1885.

Gautrelet. Contribution chimique à l'étude physiologique de la
   glycosurie. Vichy, imprimerie Wallon, 1884.

Goin. Eaux minérales de Saint-Alban, 1834.

Glénard (F.). Du rôle de l'acide carbonique dans la coagulation
   spontanée du sang.

Gouvenain (de) Recherches sur la composition chimique des
   eaux thermo-minérales de Vichy. *Annales des Mines*, 1873,
   7° série. t. VIII, page 39.

Graeffe (C.-F. de). Die Gasquellen. (Sur les eaux gazeuses de
   l'Italie méridionale et de l'Allemagne.) Berlin, 1842, in-8°

Granville (A.-B.), auteur de The Spas of Germany, the Spas of
   England, traduits en partie dans les *Bains d'Europe;* publiés à
   Paris, chez Masson.
— Traitement par les nouveaux bains minéraux, en Allemagne
   et particulièrement à Kissingen, et des bains de gaz acide car-
   bonique pour les maladies des femmes. Londres et Paris,
   Galignani et Amyot, 1865, un vol. in-18.

Grégor. Sur la quantité d'acide carbonique expiré dans l'état
   normal et dans les maladies. (*Annales de chimie et de physique*,
   t. II, p. 385)

Granet. Description géologique et minéralogique du département de la Loire.

Guillier. Extrait de géologie des *Annales des Mines*, 1878.

Hannover. De Quantitate relativa et absoluta acidi carbonici ab homine sano et ægroto exhalati. Copenhague, 1845, in-8°.

Hérpin (J.-C.), de Metz. Etudes sur les eaux minérales, Paris, 1855, in-12.
— Sur les bains et douches de gaz carbonique, *ibid.*, p. 28 et suivantes.
— Sur les eaux carbo-gazeuses., *ibid.*, 298.
— Des bains et douches de gaz carbonique ; in-8°. Paris, 1855. (*Comptes rendus de l'Acad. des sciences*, mars, avril, mai, 1855.)
— Du gaz carbonique considéré comme agent anesthésique. (*Revue médicale,* avril 1858.)

Hervier (P.) et Saint-Lager. Recherches sur les quantités d'acide carbonique exhalées par le poumon, à l'état de santé et de maladie. Lyon, 1849 ; Savy. In-8°, 24 p. *Gazette médicale de Lyon*, 1849.)

Huféland. Examen pratique des eaux minérales de l'Allemagne.

Hulme (N.). Easy Remedy proposed for the stone ond gravel, the rcuroy, gout, etc. London, 1778, in-8°.

Hyades. Dosage de l'acide carbonique dans l'air du Cap Horn· In bulletin de la Société chimique de Paris du 5 septembre 1874·

Ingenhousz. Sur l'emploi du gaz carbonique contre les plaies, ulcères. (*Miscellanea physico-medica*, 1794-1795, p. 8.)

Jacquelain, professeur à l'école centrale. Méthode générale d'analyse des eaux fluviales ; appareil pour démontrer que les carbonates en dissolution dans les eaux s'y trouvent à l'état de bicarbonates. In-8°. Paris, 1864. (Extrait des *Mondes*.)

Jacquot. Rapport sur les Eaux minérales de France, 1886.

Jassey (J.). Tentamina cum acre fixo in ægrotis instituta. Goettingen, 1778.

Johnsoin (J.). Recherches expérimentales sur les propriétés du gaz acide carbonique (en anglais). Philadelphie, 1797, in-8°.

Kessler. Rapport sur les eaux minérales de France, 1885.

Lalaubié (H. de). De l'individualité thérapeutique des eaux de Vichy ; leur action sur le processus hémotrophique.

Lallemand, Pérrin et Duroy. Du rôle de l'alcool et des anesthésiques dans l'organisme, 1860.

Lassonne (de). Observations sur Vichy, 1775.

Laussedat. Une cure au mont-Dore, la Bourboule, Saint-Nectaire et Royat, p. 28 1868.

Lavoisier et Seguin. Mémoires sur la respiration. (*Mémoires de l'Académie des sciences*, 1789, p. 566, 1790, 601.)

Lèblanc (F.). Recherches sur la composition de l'air confiné. (*Annales de chimie et de physique*, t. V, 1842.)

Léconte et Demarquay. Injections du gaz acide carbonique dans le tissu cellulaire. Plaies, cicatrisation. (*Archives générales de Médecine,* juillet, août 1859.)

Ledreux. Du cancer de l'utérus au point de vue du traitement. Thèse de Paris, 1862.

Lefort (J.). Rôle et utilité de l'acide carbonique contenu dans les eaux potables. [*Mémoires de l'Académie de Médecine*, t. XXVI, p. 244, 1863.)

Lefort. Traité d'hydrologie.

Le Jugé (Ed.). Essai sur quelques modes de traitement des affections de l'utérus, et en particulier sur l'emploi du gaz acide carbonique. Thèse, juillet 1858, n₀ 184. (*Gazette des Hôpitaux*, 1859, p. 138.)

Leplay (A.). De l'anesthésie locale par la pulvérisation de l'éther et description d'un nouveau pulvérisateur par le gaz acide carbonique. Thèse, Paris, 1866.

Lersch. Einleitung in die mineral quellenlehre.

Longet. Traité de physiologie.

Lucas. Les eaux de Vichy.

Luther (J.-M.). De aeris fixi usu medico. Erfurth, 1784.

Lyell et Murchison. Principles of Géology.

Magnus. Ueber die im blute erhaltenen Gaze (sur les gaz contenus dans le sang). (*Annales de Poggendorff*, t. XL, p. 538, 1837.)

Mallat. Recherche et dosage de la lithine dans les eaux minérales de Vichy, 1875.

Maisonnéuve. Plaies, cicatrisations. (*Gazette des hôpitaux*, 1865, p. 502.

Mensching (J.-H.). Dissertatio physico-medica de aeris fixi et deflogisticati in medicina usu. Goettingue, 1787, in-8°.

Mesplain et De l'Estoille. Rapport sur la topographie du département de l'Allier pendant les quatre premiers siècles. In bulletin de la Société d'émulation de l'Allier, 1864.

Mérat et Delens. Dictionnaire universel de matière médicale, art. *Asphyxie et Carbone.*

Merle, De la coniase biliaire, 1885.

Mialhe. Chimie physiologique. — Du rôle chimique de l'acide carbonique dans l'économie animale. In-4°, Paris, 1856.
— Recherches sur les eaux de Vichy.
— De la destruction des acides organiques dans l'économie animale au point de vue du régime à suivre à Vichy.
— De l'action des alcalins dans le traitement des calculs biliaires et vésicaux.

Mojon. De l'emploi du gaz carbonique pour combattre l'aménor-

rhée et les douleurs qui précèdent et accompagnent l'évacuation
menstruelle. (Mémo.re inséré dans le *Bulletin de thérapeutique*,
t. VII, p. 350, année 1834.)

Moleschott et Sehelske. De la quantité d'acide carbonique,
dans ses rapports avec le volume du foie. Dans *Unterschungen
zur naturlehre der menchea*, 1re livraison, 1856.

Moleschott. Recherches sur l'influence de la lumière sur la
production de l'acide carbonique des animaux.

Mounod. Injections utérines d'acide carbonique.

Moussel. Traitement curatif de la diathèse scrofuleuse. Thèse.
Paris, 1835.

Muntz et Aubin. Déiermination de l'acide carbonique de l'air,
effectuée par la mission du Cap Horn. In Bulletin de la
Société chimique de Paris du 5 septembre 1885.

Muhry (G.-F.). Dissertatio de aere fixo inspirato non in phtisie
puimonali. Goettingue, 1796, in-4o.

Murchison. On the slaty rocks of the Sichon. Quartey Journal
of the geological Society of London, février 1851.
— On the origin of the mineral springs of Vichy. Ibidem.

Nepple. Sur les eaux de Saint-Alban (*Journ. de Méd. de Lyon*,
1842, t. II, p. 291.)

Neufville (J.). De natura aeris fixi ejusque dotibus. Edimburg,
1778.

Nicolaï. Description du Bourbonnais. Manuscrit de 1567.

Nyberg (C. J.). De aeris fixi usu medico nuper celebrato.
Jena, 1783.

Nysten. Grand Dictionnaire des sciences médicales. — Gaz
carbonique.
— Injection de l'acide carbonique dans les veines.
— Respiration du gaz carbonique.

Osann. Traité général des eaux minérales (en allemand).

Ozanam (Ch.). Des anesthésies en général, de leurs effets physiologiques et pathologiques, et surtout de l'élément chimique
qui produit spécialement l'anesthésie. (Mémoire couronné par
la Société des sciences médicales du département de la Mo-
selle. In-8o, 1857-1858, 130 pages.
— Note sur les inhalations d'acide carbonique considérés comme
anesthésique efficace et sans danger. (*Comptes rendus de
l'Académie des sciences*, t. XLVI, 1858. Brochure in-8o, février
1858.)
— De l'action anesthésique des gaz. De l'oxyde de carbone.
(*Archives générales de Médeeine*, 29 décembre 1856.)
— L'anesthésie, histoire de la douleur. Brochure in-8o, 1857.
Extrait du *Correspondant*.)

Pacot. (C. L.). De l'acide carbonique considéré comme agent
anesthésique. Thèse, Paris, 1860, no 186.

— 88 —

PATISSIER. Rapport sur le service des établissements d'eaux minérales, 1851-52. (*Mémoire de l'Acad. de Méd.*)

PAYEN. Bulletin des séances de la Société imp. d'agriculture, t. XVIII, p. 25,1862-63. Des substances alimentaires.

PERCIVAL. Observations on the medicinal use of fixed air in Priestley exber. Appendix, p. 300.

PEYRAUD (H.). Etudes expérimentales sur la composition de l'air de Vichy. (Communication à la Société d'Hygiène de Vichy, 10 août 1884. Communication à la Société de Médecine et de Chirurgie de Bordeaux, 23 mars 1885.)

— Recherches sur l'essence de tanaisie; de la production de la rage artificielle par cette essence; action préventive des accès rabiques par l'injection intra-veineuse de chloral et par un courant d'acide carbonique projeté dans le pharynx. (Communication à la Société médico-chirurgicale de Bordeaux 1872, voir le *Bordeaux Médical*, même année, avril et mai. Comptes rendus de la Société de Biologie, 1876. Mémoire publié par la *Tribune médicale*, 1879. Imprimerie Victor Goupy et Jourdan, même année. Paris.

— Arrêt, par un courant d'acide carbonique projeté dans le pharynx, d'attaques d'épilepsies produites par l'injection intra-veineuse d'essence d'absinthe et de camphre du Japon. Congrès de Bordeaux pour l'avancement des sciences ; comptes rendus 1872, intitulé : *Propriétés biologiques de deux isomères.*

PIDERIT. Die gasquellen in Meinberg (sur les eaux gazeuses à Meinberg.) — C'est un ouvrage remarquable.

PLISSON. Essai sur les asphyxies.

POGGENDORF. *Annales de physique et de chimie*, 1837.

POSNER. Allgem. Med. Centr. Zeitung, 1859, n° 75, p. 600. (*Ueber die inhalationen zu Ems*)

PRIESTLÉY. Expériences sur différentes espèces d'air. (Traduit en français par Gibelin.) Berlin et Paris, 1775.

PUPIER. La Source Lucas, par le Dr. Prunelle.
— Action des eaux de Vichy sur la composition du sang, Paris 1875.

REIZET. Recherches sur la proportion d'acide carbonique dans l'air. In Répertoire de pharmacie, Juillet 1879,

RHODES. *British. med. Journ.*, juillet 1858.

RICHARD. Eléments de physiologie végétale.

RICHE. Chimie médicale. Air. Acide carbonique.

ROBINET. Sur la quantité d'acide carbonique contenue dans les eaux calcaires (*Mém. de l'Académie de médecine*, t. 28, p. 452.

ROGER. Etude physiologique et thérapeutique de l'acide carbonique. Thèse, Paris 1867.

ROTUREAU. Etude sur les eaux de Nanheim. Paris, 1856.

Rouget de l'Isle, Manuel du fabricant d'eaux gazeuses. Paris, 1863. — Roret.

Salva (E). Du gaz acide carbonique comme analgésique et cicatrisant des plaies. Thèse de Paris, 1860.

Scharling. Sur la quantité d'acide carbonique exhalée par le poumon chez l'homme. (*Annales de chimie et de pharmacie*.)

Schinz (S.) De aere, ejus speciebus præcipue de aere fixo lapidis calcarei. *Zurich*, 1778, in-8°.

Sénac. Diathèse congestive.

Seguin. Respiration du gaz carbonique, (*Annales de chimie*, t. 79, Mémoire lu à l'Académie des Sciences en 1792.)

Schmitt. Le dosage de l'acide carbonique contenu dans l'air au point de vue pratique.

Sigaud (de la Fond). Essai sur différentes espèces d'air que l'on désigne sous le nom d'*air fixe*. In-8°, Paris, 1785, 2ᵉ édition.

Simpson. A few observations on carbonic acid air as a local anesthethic, in uterine diseases. (*Edimburg medical Journal*, juillet, 1856).
— Comme anesthésique dans les bronchites, l'asthme, la toux nerveuse. (*British med. Journal*, juin, 1858. Cité par M. Le Juge, p. 57).

Skinner. *British med. Journal*. Juillet, 1858.)

Smith (D. de). De aere fixo. (*Ultrajecti*, 1772.)

Spallanzani. Mémoires sur la respiration dans les rapports de l'air avec les corps organisés, publiés par J. Senebier.

Spengler. Bad Ems in Sommer, 1856. Traitement de la pharyngolaryngite granuleuse par le gaz carbonique provenant des sources d'Ems. (*Wertzlar*, 1857.)

Sprengel. Histoire de la médecine, t. V, p. 503; t. VI, p. 345.

Swenske (A. T.). De rite determinanda aeris fixi in corpus humanum salutari efficacia. Goetting, 1783.

Terver (P.). De l'inhalation du gaz carbonique dans la chlorose. Thèse, Paris, 1854, n° 78. Effets de l'inhalation de St-Alban.

Thibaud (L.). Essai sur les propriétés thérapeutiques de l'acide carbonique. Paris, J.-B. Baillière et fils, 1872.

Vaidy. Dictionnaire des sciences médicales, article *Respiration*.

Valentin. Das athmen, de la respiration dans Lehrbuch der physiolog. der menschen, 1847.

Verneuil. De l'analgésie locale par l'acide carbonique (*Revue de thérapeutique medico-chirurgicale*, 1856, 15 novembre.)

Villemin (A.). Des inhalations et des bains d'acide carbonique. (*Revue d'hydrologie médicale*, 15 décembre 1858, p. 66.)
— Traitement des maladies de l'utérus par les eaux de Vichy, in-8°.

Villiers. Sur la formation des ptomaïnes dans le choléra. In Bulletin de la Société chimique de Paris du 5 février 1875.

Viquesnel. Mémoire sur les environs de Vichy. In Bulletin de la Société de géologie de l'Allier, 1842.

Voisin. Mémoire sur les Sources minérales de Vichy et des environs. Gisements. Captage. Régime. Origine. Paris, 1879.

Wurtz. Dictionnaire de Chimie appliquée. Articles Carbone. Soufre. Eaux minérales. Eaux douces.

Vernière. Eaux minérales de St-Nectaire. (Action anesthésique du gaz carbonique.)

Vierordt. Physiologie des athmens... Physiologie de la respiration dans ses rapports avec l'exhalation de l'acide carbonique. Karlsruhe, 1845.

Vogler (d'Ems). Inhalation du gaz carbonique (*Clinique médicale de Berlin*, 1859, n° 36.)

Wanner. Comptes rendus de l'Académie des sciences, 15 juin 1855, p. 1278.

Wesphal. *Archives de physiologie normale et pathologique* (Brown-Séquard, Charcot et Vulpian.)

Wisttsloch. Quelques observations propres à confirmer les propriétés de l'air fixe. (En danois.) Kiel, 1790.

CURE DE VICHY

NOUVELLES RECHERCHES EXPÉRIMENTALES

SUR LA COMPOSITION ET L'ACTION

DE L'AIR & DES EAUX DE VICHY

PREMIÈRE PARTIE: DES EAUX DE VICHY

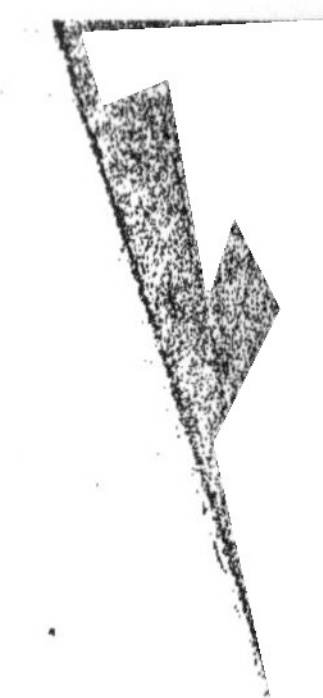

DEUXIÈME PARTIE: DE L'AIR DE VICHY

Vichy. Imp. Wallon.